Carole McKenzie

All about Sex

Aus dem Englischen von Annette Hahn

Carole McKenzie

All about Sex

Die besten Sprüche, Zitate und Anekdoten

Europaverlag München · Wien

Die Deutsche Bibliothek – CIP-Einheitsaufnahme

MacKenzie, Carole:
All about sex : die besten Sprüche, Zitate und Anekdoten /
Carole McKenzie.
Aus dem Engl. von Annette Hahn. –
München ; Wien : Europaverl., 1997
ISBN 3-203-80031-4

Originalausgabe
Quotable Sex
Mainstream Publishing Company 1992

Lektorat: Cordelia Borchardt

Umschlaggestaltung: Wustmann und Ziegenfeuter, Dortmund
Umschlagmotiv: François Gerard, »Amor und Psyche«, Musée du Louvre

2. Auflage 1997

Herstellung: Friedrich Pustet, Regensburg
Printed in Germany
ISBN 3-203-80031-4

Danksagung

Vielen Menschen bin ich zu Dank verpflichtet. Einige sind hier namentlich aufgeführt, andere zogen es jedoch vor, anonym zu bleiben.

Mein besonderer Dank gilt Alison für ihre eifrige Hilfe und Ermutigung. Und außerdem John für seine unerschöpfliche Ausdauer und Unterstützung.

Carole McKenzie
September 1992

Affären

Was ich von den Affären anderer Menschen mitbekommen habe, verleitet mich nicht gerade dazu, meinen diesbezüglichen Mangel an Erfahrung zu bedauern.
George Bernard Shaw *(1856–1950), irischer Dramatiker, Romanschriftsteller und Kritiker*

Wie schwer es ist, eine Biographie zu schreiben, kann sich jeder gut vorstellen, der einmal in Ruhe überlegt, wie viele Menschen die Wahrheit über sein Liebesleben kennen.
Rebecca West *(1892–1983), britische Feministin, Journalistin und Schriftstellerin*

Ich schlafe nicht mit verheirateten Männern – damit wollte ich sagen: ich schlafe nicht mit glücklich verheirateten Männern.
Britt Eklund, *schwedische Filmschauspielerin, berichtigt einen ihrer Aussprüche*

Wenn der, mit dem man eine Affäre hat, ständig von irgendeiner Frau spricht, die er früher einmal kannte, egal wie lange sie schon getrennt sind, ist man immer irritiert.
Sei Shonagon *(ca. 10. Jahrh.)*, Das Kopfkissenbuch der Hofdame Sei Shonagon

Aids

Nehmen Sie Ihre Frau mit.
Rat der britischen Abgeordneten **Edwina Currie** *an Geschäftsreisende, wie sie sich im Ausland vor Aids schützen können*

Jedesmal wenn du mit einem Jungen schläfst, schläfst du auch mit all seinen Ex-Freundinnen.
Anti-Aids-Werbung, 1987

Die Regierung hat sich für ein Bienen-und-Blumen-Thema entschieden. Mehrmals täglich wird im Fernsehen ein Zeichentrickfilm ausgestrahlt, in dem eine lüstern lechzende Biene von Blüte zu Blüte fliegt, während eine Stimme erklärt: »Es gibt eine Krankheit, die durch Geschlechtsverkehr übertragen wird.« Am Ende des Films fällt die Biene tot zu Boden.
Wir möchten gern klarstellen, daß Bienen nicht promiskuitiv sind. Sie haben kein Aids. Und sie fliegen nicht auf Blüten, um Geschlechtsverkehr zu haben, sondern um Nektar zu saugen.
***Ton Kempts**, Vorstand der niederländischen Bienenzüchter-Vereinigung, im Protest gegen die Anti-Aids-Kampagne der niederländischen Regierung*

Alimente

Wie kurz ein Monat ist, merken Sie erst, wenn Sie Alimente zahlen.
***John Barrymore**, amerikanischer Schauspieler*

Die Einkommensteuer ist der Preis, den man zahlen muß, um die Regierung aufrechtzuerhalten; Alimente sind der Preis, den wir zahlen müssen, um eine Frau flachzulegen.
***Groucho Marx** (1895–1977), amerikanischer Komiker*

Alkohol

Noch'n Drink, und ich lieg' unterm Gastgeber.
Dorothy Parker *(1893–1967), amerikanische Humoristin, Journalistin und Schriftstellerin*

Ein Mann, der sich in trunkenem Zustand entblößt, beherrscht die Kunst des Sich-Betrinkens nicht.
Dr. Samuel Johnson *(1709–1784), britischer Schriftsteller, Kritiker und Dichter, Verfasser des ersten bedeutenden englischen Wörterbuchs*

Alkohol ist wie die Liebe: der erste Kuß ist berauschend, der zweite vertraut, der dritte Routine. Danach zieht man das Mädchen nur noch aus.
Raymond Chandler *(1888–1959), amerikanischer Kriminalschriftsteller*

Kein Gedicht kann lange entzücken oder bestehen, das von einem Wassertrinker geschrieben wurde.
Horaz *(65–8 v. Chr.), römischer Dichter und Satiriker*

Ein Geist von meinem Kaliber kann seine Nahrung nicht allein von Kühen beziehen.
George Bernard Shaw

Wein gibt dem Menschen nichts … er setzt nur in Bewegung, was eingefroren war.
Dr. Samuel Johnson

Der Wein läßt einen Menschen mehr Gefallen an sich selbst finden; das heißt nicht, daß er dann auch anderen besser gefällt.
Dr. Samuel Johnson

ALTER

Ich weigere mich, ein höheres Alter als zweiundfünfzig anzugeben, selbst wenn meine Söhne dadurch illegitim werden.
Nancy, Lady Astor *(1879–1964), erste Frau im britischen Parlament*

Das schöne daran, vierzig zu sein, ist, daß man fünfundzwanzigjährige Männer viel mehr zu schätzen weiß.
Colleen McCullough*, amerikanische Schriftstellerin*

Ein Mann ist so alt, wie er sich fühlt – eine Frau so alt, wie sie aussieht.
Mortimer Collins *(1827–1876), englischer Romanschriftsteller und Dichter*

Wenn eine Frau Ihnen ihr Alter verrät, dürfen Sie überrascht aussehen, aber niemals enttäuscht.
Wilson Mizner *(1876–1933), amerikanischer Dramatiker*

Das Alter einer Frau ist völlig unbedeutend. Die schönsten Melodien spielt man auf den ältesten Fideln.
Sigmund Z. Engel

Im mittleren Alter ist der Mann, der ständig denkt, daß er sich in ein, zwei Wochen wieder so gut fühlen wird wie immer.
Don Marquis *(1878–1937), amerikanischer Humorist und Journalist*

Eine fortschrittliche Frau fortgeschrittenen Alters kann keine Macht der Welt im Zaum halten.
Dorothy L. Sayers *(1893–1957), britische Kriminalschriftstellerin*

Wissen Sie, als ich zum Film kam, spielte Lionel Barrymore meinen Großvater. Später spielte er meinen Vater und dann meinen Ehemann. Wenn er länger gelebt hätte, bin ich sicher, daß ich irgendwann seine Mutter gespielt hätte. So ist das in Hollywood. Die Männer werden jünger und die Frauen älter.
***Lillian Gish**, amerikanische Schauspielerin*

Je älter man wird, desto mehr liebt man das Anstößige.
***Virginia Woolf** (1882–1941), britische Schriftstellerin und Kritikerin*

Das Tolle daran, dreißig zu sein, ist, daß man eine größere Auswahl an Frauen hat. Die jungen sehen jünger aus und die alten nicht annähernd so alt.
***Glen Fray**, amerikanischer Rockstar*

Ein Mann ist nur so alt wie die Frau, die er fühlt.
***Groucho Marx** (1895–1977), amerikanischer Komiker*

Ich war immer der Meinung, daß eine Frau das Recht hat, die Welt über ihr Alter im Unklaren zu lassen, zumindest bis sie die Neunzig erreicht hat. Dann sollte sie sich und den anderen gegenüber lieber ehrlich sein.
***Helena Rubinstein** (1882–1965), amerikanische Kosmetikherstellerin*

Aussehen

Das Aussehen hat sie vom Vater – er ist Schönheitschirurg.
Groucho Marx

Gestern abend trug sie viel zuviel Rouge und viel zuwenig Kleidung. Das ist bei einer Frau immer ein Zeichen von Verzweiflung.
Oscar Wilde *(1854–1900), anglo-irischer Schriftsteller,* Ein idealer Gatte, *1895*

Sie trug einen kurzen Rock und einen engen Pullover, und ihre Figur bestand aus einer Aneinanderreihung von Halbkugeln, die sogar bei einem Yak einen Herzstillstand hätten auslösen können.
Woody Allen*, amerikanischer Drehbuchautor, Filmregisseur, Schauspieler und Schriftsteller*

Jung und gutaussehend … als könnte er seine Zähne die ganze Nacht im Mund behalten.
Victoria Wood*, Komikerin und Dramatikerin, beschreibt den idealen Mann*

Begierde

Wenn sie lieben, begehren sie nicht, und wenn sie begehren, lieben sie nicht.
Sigmund Freud *(1865–1939), österreichischer Psychoanalytiker*

Der Mann begehrt die Frau; die Frau begehrt das Begehren des Mannes.
Samuel Taylor Coleridge *(1772–1834), britischer Dichter*

Die ihr Verlangen zügeln, tun dies, weil ihr Verlangen schwach genug ist, sich zügeln zu lassen.
William Blake *(1757–1827), britischer Dichter und Maler*

Etwas Begierde ist nötig, um das Leben in Bewegung zu halten.
Dr. Samuel Johnson

Seit meiner Kindheit bin ich es gewohnt, daß das Gesicht eines Mannes, der an mir vorübergeht, vor Begierde aufleuchtet. Viele Frauen werden entrüstet sein, wenn ich sage, daß ich dies immer als Kompliment aufgefaßt habe. Ist es verabscheuungswürdig, wenn man die Blume ist, deren Duft die Menschen einatmen, oder die Frucht, von der sie naschen wollen?
Caroline (La Belle) Otero *(1868–1965), französische Schauspielerin*

Ich schreibe, um begehrenswert zu sein.
Kenneth Tynan *(1927–1980), britischer Journalist und Theaterkritiker, zu seiner Frau*

Bett

Denkt an Geburt und Hochzeitsnacht – des Menschen Schicksal entscheidet sich im Bett.
C. H. Webb *(1834–1905), amerikanischer Journalist*

Benehmen

Ich weiß nicht, ob man sich schlimmer daneben benehmen kann: Meine Freundin Gladys hat mir gerade gesagt, sie würde ihren Mann bedenkenlos einen Abend mit mir allein lassen!
Marjorie Proops*, britische Journalistin*

Es heißt, daß Frauen zu Beginn des Menstruationszyklus weniger vernünftig und mehr gefühlsbetont sind – also genau dann, wenn der Hormonspiegel ihrer Geschlechtshormone am niedrigsten ist. Warum heißt es dann nicht als logische Konsequenz, daß sie an diesen Tagen am ehesten so sind wie die Männer den ganzen Monat über?
***Gloria Steinem**, amerikanische Feministin, Schriftstellerin und Kritikerin*

Bisexualität

Meine Kerze an beiden Enden brennt;
die Nacht überdauert sie nicht.
Doch seht nur, ob Freund oder Feind ihr euch nennt:
sie verbreitet ein herrliches Licht!
Anonym

Ich verstehe nicht, warum nicht mehr Menschen bisexuell werden. Es würde einem die Chancen auf eine Verabredung am Samstagabend verdoppeln.
Woody Allen

Brüste

Es gibt zwei gute Gründe dafür, warum Männer in ihre Filme gehen. Das reicht.
***Howard Hughes** (1905–1976) über Jane Russell*

Wenn man die Zeitungen und Zeitschriften so sieht, könnte man meinen, wir beten den weiblichen Busen an.
***Billy Graham**, amerikanischer Priester, 1966*

Eine geschickte Frau zeigt ihre Reize dann am vorteilhaftesten, wenn sie sie ganz zu verhüllen scheint. Der schönste Busen ist in Wahrheit nicht so schön, wie die Phantasie ihn formt.
Dr. Gregory, A Father's Legacy to His Daughters, *18. Jahrhundert*

Es war kein Busen, auf dem man seinen Kopf zur Ruhe bettet, aber ein famoser Busen, um darauf Juwelen zu betten.
Charles Dickens *(1812–1870), britischer Schriftsteller*

Natürlich stelle ich meine Vorzüge zur Schau. Sie sind groß, aber ich hatte sie schon immer, hab sie hochgeschnürt und damit herumgewackelt. Warum soll ich keine Witze darüber machen, wenn ich mit ihnen ein Vermögen verdient habe?
Dolly Parton, *amerikanische Schauspielerin und Countrysängerin*

Wenn ich sie nicht gehabt hätte, hätte ich sie mir machen lassen.
Dolly Parton

Wenn mir etwas zustößt, dann sorgen Sie bitte dafür, daß man mich oben ohne beisetzt.
Mutter des Schauspielers George Hamilton *nach der Enthüllung, daß sie gerade, mit 73 Jahren, eine Brustvergrößerung hatte machen lassen*

BÜCHER

Endlich ein nicht verbotenes Buch, das sich zu lesen lohnt.
Ezra Pound *(1885–1972), amerikanischer Dichter, über Henry Millers* Wendekreis des Krebses, *1934*

Perversion ist die Muse der modernen Literatur.
***Susan Sontag**, amerikanische Schriftstellerin, Kritikerin und Drehbuchautorin*

Wir Schriftsteller der romantischen Literatur sind dazu da, die Leute zum Fühlen zu bringen und nicht zum Denken. Ein historischer Roman ist die einzige Literaturgattung, in der die Unschuld noch Bedeutung hat.
***Barbara Cartland**, britische Autorin von Liebesromanen*

CHARME

Bei einer Frau ist er so etwas wie ein besonderer Glanz. Hat sie Charme, muß sie sonst nichts anderes haben; hat sie ihn nicht, ist es ziemlich egal, was sie sonst noch hat.
***J. M. Barrie** (1860–1937), schottischer Schriftsteller und Dramatiker*

Ihr fehlt der undefinierbare Charme der Schwäche.
Oscar Wilde

Wissen Sie, was Charme ist? Die Chance, ›ja‹ als Antwort zu bekommen, ohne eine klare Frage gestellt zu haben.
***Albert Camus** (1913–1962), französischer Schriftsteller*

CHAUVINISMUS

Die Frau in ihrer höchsten Perfektion wurde geschaffen, um dem Manne zu dienen und zu gehorchen, und nicht, um ihn zu beherrschen und herumzukommandieren.
***John Knox** (ca. 1514–1572), schottischer Religionsreformer*

Zunächst erfahren wir, daß Frauen die Ursache vieler Schwierigkeiten waren und den Stadtfürsten großes Unheil zufügten und unter ihnen viel Uneinigkeit hervorriefen … als eine der Hauptursachen für den Untergang von Tyrannen nennt Aristoteles die Verfehlungen, die sie aufgrund von Frauen begingen, ob es nun Vergewaltigung, Mißbrauch oder Ehebruch war.
Nicolò Machiavelli *(1469–1527), italienischer Staatsmann und Schriftsteller*

Die Ehefrau untersteht ganz und gar der Macht und Unterwerfung ihres Ehemannes.
James Balfour*, schottischer Richter, 1550*

Wie kommt es, daß die Frau als seelenloses Wesen die Seele des Mannes wahrnehmen kann? Wie kann sie über seine Moral richten, wo sie doch selbst keine Moral hat? Wie kann sie seinen Charakter begreifen, wenn sie selbst keinen Charakter besitzt?
Otto Weininger *(1880–1903), österreichischer Autor,* Geschlecht und Charakter, *1903*

DAMEN

Ich verspüre hin und wieder den Drang, eine Dame zu sein, aber das hält nie lange an. Ich bin eine moderne, intelligente, unabhängige Frau. Mit anderen Worten: eine, die nie einen abkriegt.
Shelley Winters*, amerikanische Schauspielerin*

Eine Dame ist eine Frau, die niemals unabsichtlich ihre Unterwäsche zeigt.
Lillian Day*, amerikanische Schriftstellerin*

Ehe

Heirate nie einen Mann, um ihn zu verbessern – dazu sind Besserungsanstalten da.
Mae West *(1892–1980), amerikanische Schauspielerin*

Es raubt einem alle Energie, jeden Tag demselben Menschen gegenüber liebenswürdig zu sein.
Benjamin Disraeli *(1804–1881), ehemaliger konservativer Premierminister von Großbritannien*

Es ist eine allgemein anerkannte Tatsache, daß ein alleinstehender Mann im Besitz eines ansehnlichen Vermögens nichts dringender bedarf als einer Frau.
Jane Austen *(1775–1817), britische Schriftstellerin,* Stolz und Vorurteil, *1813*

Es ist schon komisch, daß ein Mann, der sich um nichts auf der Welt Sorgen machen muß, hingeht und eine Frau heiratet.
Robert Frost *(1874–1963), amerikanischer Dichter*

Jemand fragte mich, warum Frauen nicht ebensolche Spieler sind wie Männer, und ich gab die vernünftige Antwort, daß wir nicht so viel Geld besitzen. Das war eine wahre, aber unvollständige Antwort. Tatsächlich wird der Spieltrieb der Frauen ganz und gar durch die Ehe befriedigt.
Gloria Steinem*, amerikanische Autorin*

Ein Mann kann ein Dummkopf sein und es nicht wissen – aber nicht, wenn er verheiratet ist.
H. L. Mencken *(1880–1956), amerikanischer Journalist und Kritiker*

Die Ehe ist eine Bestechungsprämie, damit die Haushälterin denkt, sie sei die Hausbesitzerin.
Thornton Wilder *(1897–1975), amerikanischer Romanschriftsteller und Dramatiker*

Man wünscht seiner Tochter die Ehe und seinen Nachkommen mehr Glück.
Fay Weldon*, britische Schrifstellerin*

Kein verheirateter Mann ist glücklich, wenn er in der Ehe schlechteren Whisky trinken muß als zu seiner Junggesellenzeit.
H. L. Mencken

Heirate auf jeden Fall! Wenn du eine gute Frau bekommst, wirst du glücklich. Wenn du eine schlechte Frau bekommst, wirst du Philosoph.
Sokrates *(ca. 469–399 v. Chr.), griechischer Philosoph*

Wenn Sie Angst vor dem Alleinsein haben, heiraten Sie besser nicht.
Anton Tschechow *(1860–1904), russischer Schriftsteller*

Wenn sie nur aus Liebe heirateten, würden die meisten Menschen ledig sterben.
Robert Louis Stevenson *(1850–1894), britischer Schriftsteller*

Kein Abgeordneter geht regelmäßig ins Parlament, bevor er nicht verheiratet ist.
Benjamin Disraeli

In früheren Zeiten wurden am Altar Opfer gebracht – ein Brauch, der immer noch befolgt wird.
Helen Rowland

Es ist schon schlimm genug, einen Fehler zu machen. Man muß ihn doch dann nicht auch noch heiraten.
Craig Rice *(1908–1957), amerikanischer Schriftsteller*

Du, arm und unbedeutend, klein und häßlich wie du bist – ich bitte dich, mich zum Ehemann zu nehmen.
Mr. Rochester in Jane Eyre *von* ***Charlotte Brontë*** *(1816–1855)*

Ich hab ein paar Leute geheiratet, die ich nicht hätte heiraten sollen, aber haben wir das nicht alle?
Mamie van Doren*, amerikanische Schauspielerin*

Nimmst du Zucker?
Sir Ian MacGregor *zu seiner Frau – mit der er seit 45 Jahren verheiratet war*

Ich sage immer, ein Mädchen soll aus Liebe heiraten – und das so oft, bis sie sie endlich findet.
Zsa Zsa Gabor*, amerikanische Schauspielerin, derzeit zum achten Mal verheiratet*

Meine Schwiegermutter hat meine Ehe zerstört. Eines Tages kam meine Frau nach Hause und erwischte uns beide zusammen im Bett.
Lenny Bruce *(1926–1966), amerikanischer Komiker*

Heiratet Geld.
Max Schulman*s Rat an angehende Autoren*

Eine berufstätige Frau ist eine Frau, die ihre Arbeit aufgegeben hat, um zu heiraten.
E. J. Kiefer

Ein Mann heiratet, um ein Zuhause zu haben, aber auch, um nicht immer mit Sex und solcherlei Dingen behelligt zu werden.
W. Somerset Maugham *(1874–1965), englischer Schriftsteller*

Die Ehe ist ein Fehler, den jeder Mann begehen sollte.
George Jessel

Dora und ich sind verheiratet, aber immer noch so glücklich wie zuvor.
Bertrand Russell *(1872–1970), britischer Philosoph und Schriftsteller*

Die Ehe ist ein Ereignis, bei dem der Lebensmittelhändler einstreicht, was vorher der Blumenhändler bekam.
Francis Rodman

Ich werde schnellstens heiraten und dann in aller Gemütsruhe bereuen.
James Branch Cabell

Die Ehe ist eine Gemeinschaft, die aus einem Herrn, einer Herrin und zwei Sklaven besteht – insgesamt also zwei Personen.
Ambrose Bierce *(1842–1914), amerikanischer Schriftsteller*

Die Ehe ist der tiefe Frieden des Doppelbetts nach den Unruhen des Sofas.
Mrs. Patrick Campbell *(1865–1940), britische Schauspielerin*

O Gott, es ist fast unnatürlich, daß zwei Menschen den Rest ihres Lebens zusammenbleiben.
Jane Fonda*, amerikanische Schauspielerin*

Glück in der Ehe ist ganz und gar Glückssache.
Jane Austen, Stolz und Vorurteil, *1813*

Ein Mann wird nie begreifen, wie eine Frau einen Heiratsantrag nur ablehnen kann.
Jane Austen, Stolz und Vorurteil, *1813*

Liebesbeziehungen werden von Menschen geknüpft, die bereit sind, sich für einen Monat Honig ein ganzes Leben Essig einzuhandeln.
Countess of Blessington *(1789–1849), englische Schriftstellerin*

Wenn man sich ansieht, was manche Frauen so heiraten, erkennt man, wie sehr sie es hassen müssen, ihren Lebensunterhalt selbst zu verdienen.
Helen Rowland

Personen, die jahrelang nicht miteinander gesprochen haben, reden heute wieder miteinander – einschließlich Braut und Bräutigam.
Dorothy Parker *bei ihrer zweiten Heirat mit Alan Campbell*

Wenn ein Mädchen heiratet, tauscht sie die Aufmerksamkeiten vieler Männer gegen die Unaufmerksamkeit eines einzigen.
Helen Rowland

Die Ehe verlangt von zwei Menschen die größtmögliche Beherrschung der Kunst der Unaufrichtigkeit.
Vicki Baum *(1888–1960), österreichische Schriftstellerin*

Es war so kalt, daß ich beinahe geheiratet hätte.
Shelley Winters

Ich heiratete unter meiner Würde. Alle Frauen tun das.
Nancy, Lady Astor

Vor der Heirat erklärt ein Mann, er würde dir sein Leben zu Füßen legen; nach der Heirat legt er nicht einmal seine Zeitung weg, um mit dir zu reden.
Helen Rowland

Intelligente Frauen heiraten immer Dummköpfe.
Anatole France *(1844–1922), französischer Schriftsteller und Gelehrter*

Einen Mann zu heiraten ist, wie etwas zu kaufen, das man schon lange im Schaufenster bewundert hat. Man ist überglücklich, wenn man es schließlich zu Hause hat, aber nicht immer paßt es zu allem dazu.
Jean Kerr*, amerikanische Schriftstellerin*

Ich werde wieder heiraten, wenn ich einen Mann finde, der fünfzehn Millionen Dollar hat, mir vor der Hochzeit die Hälfte davon überschreibt und dann garantiert, daß er innerhalb eines Jahres stirbt.
Bette Davis *(1908–1989), amerikanische Schauspielerin*

Ein Buch, dessen erstes Kapitel in Gedichtform geschrieben ist und der Rest in Prosa.
Beverly Nichols*, britischer Schriftsteller*

Das Werben vor der Ehe ist wie ein geistreicher Prolog zu einem langweiligen Stück.
William Congreve *(1670–1729), britischer Komödienschreiber*

Kein Mann sollte heiraten, ehe er nicht Anatomie studiert und mindestens eine Frau seziert hat.
Honoré de Balzac *(1799–1850), französischer Schriftsteller und Kritiker,* Die Physiologie der Ehe

Die glücklichste Ehe, die ich mir persönlich vorstellen kann, wäre die Verbindung zwischen einem tauben Mann und einer blinden Frau.
Samuel Taylor Coleridge

Letztendlich (und dies ist vielleicht die goldene Regel) sollte eine Frau nie einen Abstinenzler heiraten oder einen Nichtraucher.
Robert Louis Stevenson

Bereuen Sie nie, was Sie über Ihre Frau gedacht haben; sie hat noch viel schlimmere Dinge über Sie gedacht.
Jean Rostand *(1894–1977), französischer Biologe und Schriftsteller*

Die Ehe ist eine wunderbare Erfindung, aber das ist ein Fahrradflickzeugkasten auch.
Billy Connolly*, schottischer Komiker*

Der Triumph der Hoffnung über die Erfahrung.
Dr. Samuel Johnson *über die schnelle Wiederheirat eines Freundes nach dem Tod seiner ersten Frau*

Alle Frauen sollten heiraten – und kein Mann.
Benjamin Disraeli

Warum hat er nicht geheiratet? Könnte es vielleicht sein, daß Jesus einfach nicht zu den heiratswilligen Männern gehörte?
Hugh Montefiore*, britischer Geistlicher*

Wir schlafen in getrennten Zimmern, wir essen getrennt, wir fahren getrennt in den Urlaub – wir tun alles, um unsere Ehe zusammenzuhalten.
Rodney Dangerfield

Der ganze Sinn der Ehe liegt darin, dich vom wirklichen Leben fernzuhalten. Du denkst, es sei der große Kampf mit dem Mysterium des Seins. Dabei ist es eher … wie ein Tauchbad in warmem Kakao. Sex findet statt, aber er ist nicht so, wie du dachtest. Die ersten vierzehn Tage: toll. Dann jeden Mittwoch, wenn nicht gerade ein gutes Konzert im Dritten gezeigt wird. Währenddessen wirst du zum biologischen Funktionär, zum Versorger des großen weiblichen Leibes, der sich unermüdlich vermehrt und seine Früchte beistandheischend auf deinem Schoß ablädt: Daddy, Daddy, wir sind hier, und wir sind teuer.
Malcolm Bradbury, *britischer Literaturwissenschaftler,* Love on a Gunboat

Ehefrau: Mr. Watt von nebenan wirft seiner Frau jeden Tag einen Kuß zu, wenn er aus dem Haus geht. Ich wünschte, du würdest das auch tun.
Ehemann: Aber ich kenne die Frau doch kaum.
Alfred McFote

Einige Leute fragen nach dem Geheimnis unserer langen Ehe. Wir nehmen uns zweimal pro Woche Zeit, ins Restaurant zu gehen. Ein kleines Abendessen mit Kerzenlicht, leiser Musik und Tanz. Sie geht dienstags, ich freitags.
Henny Youngman

»Wir bleiben zusammen, aber wir trauen einander nicht.«
»Ach so … aber ist das nicht die Definition von Ehe?«
Malcolm Bradbury, Der Geschichtsmensch, *1975*

Ich bin Mitglied der Anonymen Bräutigame. Immer wenn ich den Drang verspüre, zu heiraten, schicken sie mir eine Frau in Morgenmantel und Lockenwicklern vorbei, die meinen Toast anbrennt.
Dick Marlin

Vor meiner Heirat wußte ich nicht, was wahres Glück ist. Und dann war es zu spät.
Max Kauffmann

Nichts in der Welt ist wie die Hingabe einer verheirateten Frau. Das ist etwas, wovon Ehemänner keine Ahnung haben.
Oscar Wilde, Lady Windermeres Fächer, *1892*

Der erste Teil unserer Ehe war sehr glücklich. Aber dann, auf dem Weg von der Kirche nach Hause …
Henny Youngman

Es wurde durch Experimente bewiesen, daß man jedes Publikum der Welt, egal welcher Rasse oder Schicht, zum Lachen bringen kann, indem man einfach auf eine Bühne geht und sagt: »Ich bin ein verheirateter Mann«.
Ted Kavanagh *(1892–1958), britischer Hörspielautor*

Die Ehe ist ein Abenteuer, wie in den Krieg ziehen.
G. K. Chesterton *(1874–1936), britischer Romanschriftsteller und Dichter*

Ich hasse es, ein Versager zu sein. Ich hasse und bereue das Scheitern meiner Ehen. Gern gäbe ich all meine Millionen für den Erfolg einer einzigen dauerhafte Ehe.
J. Paul Getty *(1892–1976), amerikanischer Ölmagnat und Kunstsammler*

Die Ehe – ein Markt, in dem nichts umsonst ist, abgesehen vom Eintritt.
Michel de Montaigne *(1533–1592), französischer Essayist, Philosoph und Moralist*

Die Hauptursache für ein unglückliches Eheleben ist, daß die Leute die Ehe für sexuelle Befriedigung in Form von Versprechungen, Hoffnungen und Glück halten – eine Einstellung, die von der öffentlichen Meinung und der Literatur genährt wird. Doch die Ehe kann kein Glück hervorbringen. Statt dessen ist sie immer eine Qual, die der Mann auf sich nehmen muß, um sein sexuelles Bedürfnis zu befriedigen.
Leo Tolstoi *(1828–1910), russischer Dichter und Romanschriftsteller*

Er hat die Frau geheiratet, damit sie ihm nicht mehr davonläuft. Nun ist sie den ganzen Tag über da.
Philip Larkin *(1922–1985), britischer Dichter*

EHEFRAUEN

Wer nichts Besseres mehr kriegt, schläft mit seiner eigenen Frau.
Spanisches Sprichwort

Natürlich habe ich Ihnen allen gegenüber einen kleinen Vorteil. In kniffligen Situationen hilft es, wenn man seine Braut daran erinnern kann, daß man für sie auf den Thron verzichtet hat.
Edward VIII., Herzog von Windsor *(1894–1972)*

So mancher Mann verdankt seinen Erfolg seiner ersten Frau und seine zweite Frau seinem Erfolg.
Jim Backus*, amerikanischer Schauspieler*

Übersetzungen (wie Ehefrauen) sind selten treu, wenn sie auch nur im mindesten ansprechend sind.
Roy Campbell *(1901–1957), südafrikanischer Dichter*

Das Problem mit meiner Frau ist, daß sie eine Schlampe in der Küche und eine Köchin im Bett ist.
Geoffrey Gorer *(1905–1985), britischer Anthropologe*

Bleibt ein Ehemann sieben Jahre lang verschollen, ist er dem Gesetz nach verstorben; unserer täglichen Erfahrung nach ist es aber möglich, daß er nur so überleben konnte.
Lord Darling *(1849–1936), britischer Richter*

Ehefrauen sind die Geliebten der jungen, die Gefährtinnen der reifen und die Krankenschwestern der alten Männer.
Sir Francis Bacon *(1561–1626), britischer Dichter und Philosoph*

Ich habe mir meine Frau nach denselben Kriterien ausgesucht wie sie ihr Hochzeitskleid: nicht nach dem Glanz, sondern nach der Haltbarkeit.
Oliver Goldsmith *(1728–1774), britischer Schriftsteller*

Wenn seine Leidenschaft abgekühlt ist, wird er dich nur wenig mehr schätzen als seinen Hund und nur wenig lieber mögen als sein Pferd.
Alfred, Lord Tennyson *(1809–1892), englischer Dichter*

Man erkennt stets eine Frau, die ihrem Ehemann vertraut: sie sieht ganz und gar unglücklich aus.
Oscar Wilde

Ehefrauen sind die Hemmnisse großer Unternehmungen.
Sir Francis Bacon

Die Frau, die zur Verteidigung ihres Ehemannes keine glaubwürdige Lüge hervorbringt, ist es nicht wert, Ehefrau genannt zu werden.
***Elbert Hubbard**, amerikanischer Schriftsteller*

Wenn ein Mann einer Frau die Wagentür aufhält, handelt es sich entweder um einen neuen Wagen oder um eine neue Frau.
***Prinz Philip**, Gemahl von Königin Elizabeth II.*

EHEMÄNNER

Ich wurde gebeten, ein paar Worte über meinen Ehemann zu verlieren. Wie wär's mit »klein« und »billig«?
Phyllis Diller

Meinen Mann fragt niemand, wie *seine* Ehe es aushält, wenn er ständig unterwegs ist.
***Angela Rippon**, britische Journalistin, auf die Frage eines Interviewers, ob die beruflich bedingten Trennungen ihre Ehe belasten würden*

Einen Ehemann hält man dadurch, daß man ihn immer ein bißchen eifersüchtig macht; und man verliert ihn dadurch, daß man ihn ein bißchen zuviel eifersüchtig macht.
H. L. Mencken

Amerikanische Ehemänner sind die besten der Welt; keine anderen Ehemänner sind ihren Frauen gegenüber so großzügig oder lassen sich so leicht scheiden.
***Elinor Glyn** (1864–1943), britische Autorin*

Mit einem Ehemann existiert sie – mit einem Geliebten lebt sie.
Honoré de Balzac

Ich finde, jede Frau hat das Recht auf einen Übergangs-Ehemann, den sie später vergessen kann.
Adela Rogers St. John

Ein Ehemann ist das, was von einem Geliebten übrig bleibt, wenn ihm seine Lebensenergie genommen wurde.
Helen Rowland

Ich habe drei Haustiere, die dieselbe Funktion erfüllen wie ein Ehemann: einen Hund, der jeden Morgen knurrt, einen Papagei, der den ganzen Nachmittag lang flucht, und eine Katze, die nachts spät nach Hause kommt.
Marie Corelli *(1855–1924), britische Autorin*

Ehemänner unterscheiden sich so wenig voneinander, daß man genausogut den ersten behalten kann.
Adela Rogers St. John

Bevor ich ihn kannte, war mir nicht bewußt, daß der Kauf von Schnürsenkeln der falschen Länge ein Grund dafür sein kann, an Selbstmord zu denken.
Sarah Woods *über die Launenhaftigkeit ihres Mannes, Schauspieler James Woods*

Ein Archäologe ist der beste Ehemann, den eine Frau haben kann; je älter sie wird, um so mehr interessiert er sich für sie.
Agatha Christie *(1890–1976), britische Krimiautorin*

Ein guter Ehemann macht eine gute Ehefrau.
Robert Burton *(1577–1640), britischer Schriftsteller*

Ehemänner sind wie Feuer. Ihre Glut erlischt, wenn man sie nicht im Auge behält.
Zsa Zsa Gabor

Diejenige, die ihren Ehemann nicht als Trost und Vergnügen betrachten kann, als Brötchenverdiener und Brummbär, als Bringer von Sofakissen und Wärmflasche, die muß ihn als Kreuz betrachten, das sie zu tragen hat.
›Stevie‹ Smith *(1902–1971), britische Schriftstellerin*

Meine Karriere begann als Leidenschaft und endete als Gewohnheit – wie die aller Ehemänner.
George Bernard Shaw

Ich kenne viele verheiratete Männer, ich kenne sogar ein paar glücklich verheiratete Männer, aber ich keine keinen, der nicht in den erstbesten offenen Gully fallen würde, während er dem ersten hübschen Mädchen nachläuft, das ihm zuzwinkert.
George Jean Nathan *(1882–1958), amerikanischer Kritiker*

Nichts schmeichelt einem Mann mehr, als das Glück seiner Frau; als dessen Ursprung wird er immer stolz auf sich sein.
Dr. Samuel Johnson

Jeder erfolgreiche Mann denkt gern, er habe es ganz allein geschafft, und die Frau lächelt und läßt es dabei bewenden.
J. M. Barrie

Die beliebteste Methode, Arbeit zu umgehen, ist heutzutage immer noch ein Ehemann mit Geld.
Joey Adams*, amerikanischer Komiker*

Wenn zwei Menschen heiraten, werden sie vor dem Gesetz zu einer Person, und diese eine Person ist der Ehemann.
Shana Alexander, *amerikanische Schriftstellerin*

Das bin ich, und außerdem wasche und bügle ich sie.
Dennis Thatcher, *Ehemann der ehemaligen britischen Premierministerin, auf die Frage »Wer hat bei Ihnen zuhause die Hosen an?«*

Der Ehemann, der beschließt, seine Frau zu überraschen, wird meistens selbst sehr überrascht.
Voltaire *(1694–1778), französischer Historiker, Dichter, Dramatiker und Kritiker*

Er umgibt sich immer mit hübschen Mädchen, aber das ist wohl so wie in einem Bonbonladen – nach einer Weile nimmt man die süßen Sachen nicht mehr wahr.
Barbara Taylor Bradford, *britische Schriftstellerin, über ihren Ehemann*

Verliert man einen Ehemann, so verliert man einen Herrn und Meister, der einen häufig am Genuß so vieler Dinge hindert.
Madeleine de Scudéry *(1607–1701), französische Romanschriftstellerin und Dichterin*

Meine Freundin hat einen alten Mann,
meiner ist viel jünger.
Der ihre ist klug und gut und stark,
der meine auch – nur länger.
Molly Parkin, *britische Schriftstellerin und Kolumnistin*

Eifersucht

Eifersucht ist die Angst, das zu verlieren, was man am meisten liebt. Das ist ganz normal. Die Verdächtigungen sind es, die abnormal sind.
***Jerry Hall**, amerikanische Schauspielerin und Model*

Die Leute werden immerfort über die Eifersüchteleien zwischen hübschen Frauen reden; bei echtem, schweißtreibendem Neid jedoch geht nichts über eine häßliche Frau mit einem Sinn für Bewunderung.
***Emily Eden** (1797–1869), indische Schriftstellerin britischer Herkunft,* The Semi-Detached Couple, *1830*

Ich finde, die einzige Eifersucht, die sich lohnt, ist sexuelle Eifersucht. Komme ich ihm dahinter, gehe ich. Ich bin doch kein Masochist.
***Jean Marsh**, britische Schauspielerin*

Eltern

Die erste Hälfte unseres Lebens ruinieren unsere Eltern, die zweite unsere Kinder.
***Clarence Darrow** (1857–1938), amerikanischer Rechtsanwalt*

Ein Elternteil zu verlieren, kann als Unglück betrachtet werden; beide Eltern zu verlieren, wirkt wie Nachlässigkeit.
***Oscar Wilde**,* Ernst sein!, *1895*

Was mich an Amerika am meisten beeindruckt, ist die Art und Weise, wie Eltern ihren Kindern gehorchen.
Edward VIII., Herzog von Windsor

Wenn Sie nie von Ihrem Kind gehaßt wurden, waren Sie niemals Eltern.
Bette Davis

Erfahrung

Erfahrung ist ein guter Lehrer, aber das Lehrgeld ist sehr hoch.
W. R. Inge *(1860–1954), Journalist, Schriftsteller und Pädagoge*

Sie sollten zusehen, daß Sie alles einmal ausprobieren – außer Inzest und Volkstanz.
Arnold Bax *(1883–1953), britischer Komponist*

Erotik

Er fuhr mit den Lippen über ihre Ohren und den Hals, als suche er begierig nach einer erogenen Zone. Reine Zeitverschwendung, das wußte er aus Erfahrung. Erogene Zonen sind entweder überall oder nirgends.
Joseph Heller*, amerikanischer Schriftsteller*

Es gibt keinen.
Pablo Picasso *(1881–1973), spanischer Maler und Bildhauer, auf die Frage, was der Unterschied zwischen Kunst und Erotik sei*

Colette schrieb über Gemüse, als sei es ein Liebesobjekt, und über Sex, als sei er eine besonders reizvolle Gartenarbeit.
Brigid Brophy *(1929–1996), britische Schriftstellerin*

Essen

Ein Feinschmecker, der die Kalorien zählt, ist wie eine Hure, die auf die Uhr sieht.
***James**, amerikanischer Kochbuchautor*

Gutes Essen ist wie guter Sex – je mehr man davon bekommt, desto mehr will man davon haben.
***Gail Greene**, amerikanische Restaurantkritikerin*

Kochen ist wie die Liebe. Man sollte ganz und gar darin aufgehen oder es bleiben lassen.
***Harriet van Horne**, amerikanische Kolumnistin*

Unnötige Diäten werden nur deshalb durchlitten, weil vom Fernsehen bis hin zur Modewerbung alle verdammt werden, die einen Schatten werfen. Dieser barbarische, ausgemergelte Look mag manchen Frauen gefallen, jedoch nicht vielen Männern, die sich nur selten ein Foto aus der *Vogue* in ihre Werkstatt hängen.
***Peg Bracken**, amerikanische Humoristin*

Die richtige Diät leitet sexuelle Energie in die Körperteile, die von Bedeutung sind.
Barbara Cartland

Exzesse

Mäßigung ist eine fatale Sache. Nichts ist so erfolgreich wie der Exzeß.
***Oscar Wilde**, Eine Frau ohne Bedeutung, 1893*

Ich hatte nie Angst vor Exzessen. Gelegentliche Exzesse sind erfrischend. Sie verhindern, daß die Mäßigung das tödliche Gefühl der Gewohnheit bekommt.
W. Somerset Maugham

Zuviel des Guten kann wundervoll sein.
Mae West

Feminismus

Adam war ein Rohentwurf.
Anonym

Eine befreite Frau ist die, die vor der Ehe Sex hat und einen Job danach.
Gloria Steinem

Kein Mensch ist so frauenfeindlich wie eine wahrhaft frauliche Frau.
Frank O'Connor *(1903–1966), britischer Schriftsteller, Literaturkritiker und Übersetzer*

Ich habe nie herausgefunden, was Feminismus ist: ich weiß nur, daß die Leute mich eine Feministin nennen, wenn ich Gefühle offenbare, die mich von einem Fußabstreifer unterscheiden.
Rebecca West

Denken Sie dran: Ginger Rogers machte alles, was Fred Astaire machte, nur rückwärts und mit hohen Absätzen.
Faith Whittlesey

Wenn Gott wollte, daß wir mit dem Unterleib denken, warum hat er uns dann ein Gehirn gegeben?
Clare Booth Luce *(1903–1987), amerikanische Journalistin, Dramatikerin und Politikerin*

Wenn Männer schwanger werden könnten, wäre Abtreibung ein Sakrament.
Florynce R. Kennedy*, amerikanische Rechtsanwältin und Zivilrechts-Aktivistin, 1974*

Die Befreiung der Frau ist ein lächerliches Anliegen. Die wahrhaft Benachteiligten sind die Männer. Sie können keine Kinder bekommen. Und dagegen wird wohl niemand etwas unternehmen können.
Golda Meir *(1898–1987), israelische Politikerin und ehemalige Premierministerin*

Ich würde lieber auf einem Sofa liegen, als darunter aufzuwischen.
Shirley Conran*, britische Designerin*

Nimm dich in acht vor dem Mann, der die Gleichberechtigung der Frau propagiert; er will seine Arbeitsstelle kündigen.
Erica Jong*, amerikanische Schriftstellerin*

Kratz an der Oberfläche einer Feministin, und in den meisten Fällen findest du darunter eine Frau, die sich danach sehnt, ein Sexobjekt zu sein. Der Unterschied ist nur, daß das nicht *alles* ist, was sie sein will.
Betty Rollin*, amerikanische Schriftstellerin*

Ich bin wütend auf die Anhängerinnen der Frauenbewegung. Immer wieder stellen sie sich auf Seifenkisten und verkünden, daß Frauen klüger sind als Männer. Das stimmt zwar, aber es sollte nicht so breitgetreten werden, sonst verdirbt es einem den ganzen Spaß.
Anita Loos *(1891–1981), amerikanische Schriftstellerin*

Frauen sind die einzige ausgebeutete Kaste der Geschichte, deren Machtlosigkeit verherrlicht wurde.
Erica Jong

Frau: Kochen! Putzen! Warum sollen das immer die Frauen machen?
Mann: Du hast recht – laß uns ein Au Pair-Mädchen suchen.
Mel Calman

Die Frauenbewegung hat mein Liebesleben in keiner Weise verändert. Sie würde es nicht wagen!
Zsa Zsa Gabor

Geht niemals mit Ärger ins Bett. Bleibt wach und kämpft.
Phyllis Diller

Wenn eine Frau sich schon wie ein Mann benimmt, warum kann sie sich dann nicht wie ein netter Mann benehmen?
Dame Edith Evans*, britische Schauspielerin*

Ich bin die emanzipierteste Frau der Welt. Jede Frau kann emanzipiert sein, wenn sie will. Sie muß nur zuerst ihren Mann davon überzeugen.
Martha Mitchell

Flirten

Sie wird auf mehr Schößen liegen als eine Serviette.
Walter Winchell

Egal, wie glücklich eine Frau verheiratet sein mag – sie freut sich immer zu entdecken, daß es einen netten Mann gibt, der wünscht, sie wäre es nicht.
H. L. Mencken

Was uns an einer Frau gefällt, bindet uns nur selten an sie.
J. Churton Collins *(1848–1908), britischer Dozent und Kritiker*

Männer schwärmen auch für bebrillte Frauen – aber das hängt ganz vom Gestell ab.
Optiker, 1964

Um zu verhindern, daß man sie als kokett bezeichnete, gab sie immer sehr schnell nach.
Charles-Maurice de Talleyrand *(1754–1838), französischer Bischof und Politiker*

Fortpflanzung

Wäre die Schwangerschaft ein Buch, würde man mindestens die letzten zwei Kapitel streichen.
Nora Ephron, *amerikanische Filmregisseurin*

Eine Henne ist nur die Möglichkeit eines Eis, ein weiteres Ei zu erzeugen.
Samuel Butler *(1835–1902), britischer Autor*

Der Akt der Fortpflanzung und die daran beteiligten Personen sind dermaßen abstoßend, daß die Natur – gäbe es nicht die Schönheit der Gesichter, die Ausschmückungen der Schauspieler und die angestauten Gefühle – die menschliche Rasse verlieren würde.
Leonardo da Vinci *(1452–1519), italienischer Maler, Bildhauer, Architekt, Musiker, Mathematiker und Wissenschaftler*

Frauen

Sie müssen zugeben, daß die meisten Frauen, die es in ihrem Leben zu etwas gebracht haben, von fast allen angefeindet werden.
Françoise Gilot*, Malerin und Geliebte von Picasso, 1987*

Je unterentwickelter ein Land, desto überentwickelter seine Frauen.
John Kenneth Galbraith*, britischer Wirtschaftswissenschaftler*

Jede Frau hatte bei ihm eine Chance, wenn sie nur sehr willig und sehr dick war. Die vom besonderen Geschmack Seiner Majestät diktierten Anforderungen führten dazu, daß alle Damen, die seine Gunst ergattern wollten und dem geforderten Umfang nahekamen, sich reckten und aufblähten wie der Frosch in der Fabel, der dem Stier an Größe gleichen wollte. Einigen gelang es, die anderen platzten.
Lord Chesterfield *(1694–1773), britischer Staatsmann, über König Georg I.*

Sind Frauen nicht Prüde, wenn sie es nicht, und Prostituierte, wenn sie es tun?
***Kate Millett**, amerikanische Schriftstellerin, Dozentin und Bildhauerin*

Was denkt ihr: sind Frauen ein Irrtum? Oder hat Er uns das mit Absicht angetan?
***Jack Nicholson** in dem Film* Die Hexen von Eastwick

Das hat Gott mit Absicht gemacht, damit wir euch Männer lieben können, statt über euch zu lachen.
***Mrs. Patrick Campbell** auf die Frage eines Bekannten, warum Frauen keinen Sinn für Humor hätten*

Du kennst keine Frau, ehe du nicht einen Brief von ihr bekommen hast.
***Ada Leverson** (1862–1933), britische Schriftstellerin*

Hinter beinahe jeder Frau, die von sich reden macht, steht ein Mann, der sie enttäuscht hat.
***Naomi Bliven**, amerikanische Schauspielerin*

Im Grunde sind Frauen wie Hunde. Sie lieben wie Hunde, ein wenig drängend. Sie lieben es, Dinge zu holen und zu bringen und nach harten Worten reumütig zurückzukehren, und lernen auch ziemlich schnell, einen Korb zu tragen.
***Mary Roberts Rinehart**, amerikanische Krimiautorin*

Eine Frau zu sein, ist nur für optimistische männliche Transsexuelle erstrebenswert. Ansonsten ist es eine gute Ausrede dafür, nicht Football spielen zu müssen.
***Fran Lebowitz**, amerikanische Journalistin*

In neun von zehn Fällen sollte eine Frau lieber mehr Gefühle zeigen als sie empfindet.
Jane Austen

Es gibt drei Dinge im Leben, die unerträglich sind: kalter Kaffee, lauwarmer Champagner und eine überreizte Frau.
Orson Welles*, amerikanischer Filmregisseur, Schauspieler und Produzent*

Nehmt euch in acht vor der Frauen List!
Libretto der Zauberflöte, *Oper von* ***W. A. Mozart***

Die kostbarsten Frauen sind die, die nichts kosten.
Alfred de Musset *(1810–1857), französischer Dichter und Dramatiker*

Eine Frau benutzt ihre Intelligenz, um Gründe zu finden, ihrer Intuition zu folgen.
G. K. Chesterton *(1874–1936), britischer Schriftsteller*

Frauen sind eines der Rätsel des Allmächtigen, um den Männern zu zeigen, daß er mehr weiß als sie.
Ellen Glasgow *(1873–1945), amerikanische Schriftstellerin*

Es war eine Frau, die mich zum Trinken brachte, und ich hab mich noch nicht einmal bei ihr dafür bedankt.
W. C. Fields *(1879–1946), amerikanischer Schauspieler und Drehbuchautor*

Ein Pessimist ist ein Mann, der denkt, alle Frauen wären schlecht. Ein Optimist ist einer, der das hofft.
Chauncey Depew

Ich bin nichts als ein Mensch, der im Körper einer Frau gefangen ist.
Elaine Boosler

Eine Frau, die das Unglück hat, etwas zu wissen, sollte dies so gut als möglich verbergen.
Jane Austen, Die Abtei von Northanger, *1818*

Frauen und Melonen sind am besten, wenn sie richtig reif sind.
Spanisches Sprichwort

Es wird angenommen, daß eine Frau reglos verharrt, bis sie umworben wird. So wartet die Spinne auf die Fliege.
George Bernard Shaw

Der Platz einer Frau ist im Unrecht.
James Thurber *(1894–1961), amerikanischer Humorist*

Im Leben einer Frau gibt es nur eine wahre Tragödie: die Tatsache, daß ihre Vergangenheit immer ihr Geliebter ist und ihre Zukunft unweigerlich ihr Ehemann.
Oscar Wilde

Der Unbeständigkeit der Frauen, die ich liebe, kommt nur die höllische Beständigkeit der Frauen gleich, die mich lieben.
George Bernard Shaw

Freundschaft

Platonische Freundschaft – die Zeitspanne zwischen Kennenlernen und erstem Kuß.
Sophie Irene Loeb

Freundschaft ist meist nur Betrug und Liebe meist nur Narretei.
William Shakespeare *(1564–1616), britischer Dramatiker,* Wie es euch gefällt, *1600*

Schon immer habe ich den Gedanken verabscheut, daß Sex die wichtigste Verbindung zwischen Mann und Frau ist. Freundschaft ist weitaus menschlicher.
Agnes Smedley *(ca. 1894–1950), amerikanische Autorin*

GEBURT

Alle zehn Sekunden bringt irgendwo auf diesem Planeten eine Frau ein Kind zur Welt. Man muß sie unbedingt finden und zum Aufhören bewegen.
Sam Levenson *(1911–1980), amerikanischer Schrifststeller*

Durch eine Vagina auf die Welt zu kommen, ist so gut wie jeder andere Weg.
Henry Miller *(1891–1980), amerikanischer Schriftsteller*

Ja, ich habe ein starkes Bedürfnis, in die Gebärmutter zurückzukehren. Jede beliebige.
Woody Allen

Es ist mir sehr peinlich, daß ich bei meiner Geburt mit einer Frau im Bett lag.
Wilson Mizner

Viele Frauen bekommen Babys, weil sie nichts anderes zu tun wissen.
Lord Beaumont of Whitley*, britischer Prälat und Politiker*

Eine Veröffentlichung ist das männliche Äquivalent zu einer Geburt.
***Richard Ackland**, britischer Politiker und Schriftsteller, 1974*

Geld

Hast du kein Geld, machst du dir Sorgen ums Essen. Hast du Geld, machst du dir Sorgen um Sex. Hast du beides, machst du dir Sorgen um deine Gesundheit. Wenn alles bestens läuft, machst du dir Sorgen um den Tod.
***J. P. Donleavy**, irischer Schriftsteller*

Keine Frau heiratet um des Geldes willen; sie sind alle clever genug, sich zuerst in den Millionär zu verlieben, den sie heiraten.
***Cesare Pavese** (1908–1950), italienischer Schriftsteller*

Die Geliebte

Mit den anderen schläft sie aus Liebe, doch um des Geldes willen nur mit mir.
***Ferenc Molnar**, ungarischer Schriftsteller, auf die Mitteilung hin, seine Geliebte sei ihm während seiner Abwesenheit untreu gewesen*

Wer ist sie? Die Manager-Geliebte, diese einflußreiche Figur, die hinter so vielen Top-Managern steht und vor noch mehr von ihnen kniet? Eine landesweite Umfrage des *Off the Wall Street Journal* hat ergeben, daß 86% der höheren Angestellten in 65% der *Fortune 500*-Firmen eine Geliebte haben, hatten oder sich nehmen wollen, sobald sie diesen Artikel zuende gelesen haben.
Off the Wall Street Journal, 1982

GESCHÄFT

Mein Unternehmen ist eine Liebesgeschichte mit der Welt.
Luciano Benetton, *Gründer der Benetton Bekleidungskette*

Wenn ich zwischen einem guten Geschäft und einer Frau wählen müßte – würde ich mich vermutlich für die Frau entscheiden.
David Wickens, *Gründer von* British Car Auctions *und viermal verheiratet*

Ich verkaufe Projekte, aber ich versuche, mich nicht in sie zu verlieben. Wenn mir jemand sagt: »Ich liebe dich«, bin ich mißtrauischer als bei dem, der sagt: »Ich will nur Geld verdienen«, Gott segne ihn. Er ist der Typ, mit dem ich verhandeln möchte.
Adnan Khashoggi

Prinz de Joinville: Wo? Wann? Wieviel?
Rachel: Bei Ihnen, heute nacht, umsonst.
Kurze Geschäftsnotiz aus dem 18. Jahrhundert

Werbung zu machen ist der größte Spaß, den man angezogen haben kann.
Jerry Della Femina, *ehemaliger Werbechef*

Verraten Sie meiner Mutter nicht, daß ich in einer Werbeagentur arbeite – sie denkt, ich bin Pianist in einem Freudenhaus.
Jacques Seguela

Beziehungen zwischen Unternehmen sind wie sexuelle Beziehungen. Es läuft besser, wenn beide Partner ihre Einwilligung geben.
Vic Feather *(1908–1976), britischer Gewerkschaftsführer*

Die eigenen Angestellten sind für Verabredungen am besten. Man muß sie nicht groß suchen und kann die Rechnungen von der Steuer absetzen.
Andy Warhol *(1928–1987), amerikanischer Künstler*

GESETZ

In London gibt es nur etwa zwanzig Morde pro Jahr, und viele davon sind nicht einmal schwer – manchmal sind es nur Ehemänner, die ihre Frauen umbringen.
Commander G. H. Hatherill *von Scotland Yard, 1954*

In manchen Teilen der Vereinigten Staaten wird noch immer das alte, auf Präzedenzfällen beruhende Fallrecht angewandt, nach dem es die ›Erschießung aus Leidenschaft einer Ehefrau durch einen Ehemann‹ gibt; umgekehrt heißt sowas natürlich schlicht Mord oder Totschlag.
Diane B. Schulder*, amerikanische Rechtsanwältin*

Er läuft Gefahr, sexuell mißbraucht und homosexuell zu werden, wenn er in ein Staatsgefängnis geschickt wird.
Richter Robert C. Abel *als Erklärung, warum er einen der Vergewaltigung und Mißhandlung einer Frau für schuldig befundenem Mann zu nur 120 Tagen Gefängnis verurteilte, 1982*

Gleichberechtigung

Was immer eine Frau macht, muß sie doppelt so gut machen wie ein Mann, damit sie für halb so gut gehalten wird. Zum Glück ist das nicht schwer.
***Charlotte Whitton** (1896–1975), ehemalige Bürgermeisterin von Ottawa*

Männer treffen sich selten mit Frauen, die ihnen überlegen sind.
Franklin P. Jones

Einst als ihm ebenbürtig erschaffen, ist die Frau dem Mann bald überlegen.
Sokrates

Ich weigere mich, das gesamte männliche Geschlecht in die Ammenstube zu schicken. Ich bestehe darauf, daß einige Männer mir ebenbürtig sind.
Brigid Brophy

Frauen, die den Männern ebenbürtig sein wollen, fehlt es an Ehrgeiz.
Anonym

Es wird niemals vollständige Gleichberechtigung geben, solange Frauen nicht selbst an Gesetzen mitarbeiten und selbst die Gesetzgeber wählen dürfen.
***Susan B. Anthony** (1820–1906), amerikanische Frauenrechtlerin*

Es gibt nur sehr wenige Berufe, die einen Penis oder eine Vagina erfordern. Alle anderen Berufe sollten jedem gleichermaßen zugänglich sein.
Florynce R. Kennedy

Hass

So sehr habe ich noch keinen Mann gehaßt, daß ich ihm seine Diamanten zurückgeben wollte.
Zsa Zsa Gabor

Hinterlist ist wie Poker oder Tennis; man spielt mit niemandem, der einem deutlich unterlegen ist.
***Hilde Spiel**, österreichische Schriftstellerin*

Hinterteil

Der Hintern ist der das ästhetische Empfinden am meisten befriedigende Körperteil, weil er keine Funktion besitzt. Obwohl er eine wichtige Körperöffnung verbirgt, kommt der Hintern mit seiner sinnlos üppigen Rundung als einzige menschliche Körperform der abstrakten Kunst am nächsten.
Kenneth Tynan

Welch stattlicher Anblick ist ein draller Allerwertester!
***Henry Vaughan** (1621–1695), britischer Dichter und Übersetzer*

Was, finden Sie, ist meine Schokoladenseite, Mr. Hitchcock?
***Mary Anderson**, Schauspielerin, beim Posieren für den Film* Lifeboat, *1944*

Sie sitzen drauf, meine Liebe.
***Alfred Hitchcock** (1899–1980), britisch-amerikanischer Regisseur*

Es war ein fauler Kompromiß.
Der Kommentar eines wegen Erregung öffentlichen Ärgernisses bereits dreimal verurteilten Mannes, als er nach Entblößung seines Hinterteils vor einer Gruppe junger Mädchen verhaftet wurde.

Hochzeit

Von allem, was ein Mensch im Laufe seines Lebens tut, geht seine Hochzeit die anderen am allerwenigsten etwas an; und doch ist sie es, in die sich die anderen am allermeisten einmischen.
John Sleden *(1584–1654), britischer Jurist und Staatsmann*

Entgingen einem dabei nicht die Geschenke, wäre das Durchbrennen vorzuziehen.
George Ade *(1866–1944), amerikanischer Humorist und Dramatiker*

Es ist immer dasselbe. Die Braut wird von allen beneidet und der Verstorbene von allen mit guten Wünschen bedacht.
J. M. Barrie

Der Hochzeitsmarsch erinnert mich immer an die Musik, die gespielt wird, wenn Soldaten in die Schlacht ziehen.
Heinrich Heine *(1797–1856), deutscher Dichter und Journalist*

Hollywood

Hollywood ist ein Ort, an dem sie dir tausend Dollar für einen Kuß bezahlen und fünfzig Cents für deine Seele.
Marilyn Monroe *(1926–1962), amerikanische Schauspielerin*

Da können Sie einem Mann die Frau verführen, die Tochter angreifen und Ihre Hände am Kanarienvogel abwischen, aber wenn Ihnen sein Film nicht gefällt, sind Sie tot.
***Joseph von Sternberg**, amerikanischer Regisseur*

HOMOSEXUALITÄT

Solch eine Sache mag von den Franzosen toleriert werden, wir jedoch sind Briten – Gott sei Dank!
***Viscount Montgomery** (1887–1976), britischer Soldat*

Vermutlich gibt es keinen feinfühligen Heterosexuellen, der nicht mit seiner latenten Homosexualität beschäftigt ist.
***Norman Mailer**, amerikanischer Schriftsteller und Essayist*

Postumus, nimmst du dir wirklich eine Frau? ... Ist es nicht besser, mit einem hübschen Jungen zu schlafen? Jungen streiten nicht die ganze Nacht oder quengeln nicht nach kleinen Geschenken, während sie es tun, ober beschweren sich, daß du ihren Erwartungen nicht genügst, oder verlangen mehr keuchende Leidenschaft.
***Juvenal** (ca. 60–130), römischer Satiriker,* Satiren VI

Ich wäre lieber schwarz als schwul, denn wenn man schwarz ist, braucht man's seiner Mutter nicht zu beichten.
***Charles Pierce**, amerikanischer Damenimitator*

Menschen mit geringem Selbstwertgefühl ... neigen dazu, sich an ihr eigenes Geschlecht zu halten, weil es sie weniger verunsichert.
***Clara Thompson** (1893–1958), amerikanische Ärztin, Psychiaterin und Erzieherin*

Ich war zu höflich, um zu fragen
***Gore Vidal**, amerikanischer Schriftsteller, auf die Frage David Frosts, ob sein erstes sexuelles Erlebnis hetero- oder homosexueller Natur gewesen sei*

Humor

Mein Vater hat mir alles über die Bienen und Blumen erzählt, dieser Lügner! Bis ich einundzwanzig war, bin ich fest mit einem Rhododendron gegangen.
***Bob Hope**, amerikanischer Schauspieler und Komiker*

Einem ehemaligen Botschafter der Vereinigten Staaten in Europa wird nachgesagt – und bei seinem Alter war das höchst erstaunlich -, er sei alle Probleme mit geschlossenen Augen und geöffneter Hose angegangen.
John Kenneth Galbraith

Intelligente Frauen ziehen schlimme Konsequenzen nach sich; wie ein Schwert ohne Schaft verwunden sie den Träger und provozieren den Angreifer. Leider muß ich bemerken, daß es den meisten Frauen, die über Witz verfügen, an Keuschheit mangelt.
***Elizabeth Montague** (1720–1800), britische Essayistin*

Die leblose Statue eines kleinen kahlköpfigen Mannes interessiert mich nicht. Ich bin mehr für etwas Lebendiges mit langen blonden Locken.
***Woody Allen** als Grund für seine Weigerung, 1978 der Oscar-Verleihung beizuwohnen*

Hier ruht sie endlich allein.
***Robert Benchley** (1889–1945), amerikanischer Humorist, mit dem Vorschlag einer Grabinschrift für eine gewisse Schauspielerin*

Ironie

Es schläft am tiefsten, wer alleine schläft.
***Richard Avedon**, amerikanischer Fotograf*

Eine fünfundzwanzigjährige Jungfrau ist wie ein Mann, der von Straßenräubern überfallen wurde – alle geh'n vorbei.
***Charlotte Bingham**, britische Schriftstellerin*

Jeder hat schon die Erfahrung gemacht, daß Liebe wie ein dahinplätschernder Bach mißachtet und für selbstverständlich genommen wird; doch wenn der Bach zufriert, denken die Leute wieder daran, wie es war, als er noch floß, und sie wollen diesen Zustand wiederhaben.
***Kahil Gibran** (1833–1931), libanesischer Mystiker und Dichter*

In der Literatur geht es meistens um Sex und weniger um Kinder; im Leben ist es genau umgekehrt.
***David Lodge**, britischer Schriftsteller und Kritiker,* Adamstag, *1965*

Jungfräulichkeit

Vor zehn Jahre habe ich prophezeit, daß es in zehn Jahren wieder »in« sein würde, Jungfrau zu sein. Und so ist es auch gekommen.
Barbara Cartland

Was Männer wollen, ist eine Jungfrau, die eine Hure ist.
Edward Dahlbert *(1900–1977)*

Die Natur verabscheut Jungfrauen – eingefrorenes Kapital.
Clare Booth Luce

Die Männer, die du kennenlernst, sind nicht naiv genug, um eine Jungfrau zu erwarten, aber sie wollen sicher auch nichts über die »Schatten« deiner Vergangenheit hören. Dennoch kann ich mir nicht vorstellen, daß ein Mann sich länger als zwei, drei Monate mit dir abgibt, wenn er nicht mit dir schlafen darf.
Sacha Cowlam

Es ist ein Aberglaube der Menschen zu denken, Jungfräulichkeit könne eine Tugend sein.
Voltaire

Was sexuelle Beziehungen angeht, sollten wir bedenken, daß ein Mädchen, das sich dem Beischlaf hingibt, seine Ehre verliert. Bei Männern ist dies nicht der Fall, denn ihnen stehen jenseits der Familie noch andere Bereiche für ihre ethischen Aktivitäten offen.
Georg Friedrich Hegel *(1770–1831), deutscher Philosoph, über unverheiratete Mädchen,* Die Philosophie des Rechts, *1821*

Keuschheit

Herr, gib mir Keuschheit – aber noch nicht gleich.
Augustinus *(354–430), abendländischer Kirchenvater*

Von allen sexuellen Perversionen ist die Keuschheit vermutlich die perverseste.
Rémy de Gourmont *(1858–1915), französischer Schriftsteller*

Die Keuschheit der Frau ist wie eine Zwiebel: sie besteht aus mehreren Häuten.
Nathaniel Hawthorne *(1804–1864), amerikanischer Schriftsteller*

Eine Frau, die noch nie in Versuchung geführt wurde, braucht sich ihrer Keuschheit nicht zu brüsten.
Michel de Montaigne

In früheren Zeiten hielt die Armut die römischen Frauen keusch: harte Arbeit, mangelnder Schlaf – das war es, was ihre bescheidenen Heime vor der Verdorbenheit bewahrte.
Juvenal

Die ist keusch, die nie gefragt wurde.
Ovid *(43–17 v. Chr.), römischer Dichter*

KINDER

Manchmal, wenn ich meine Kinder so ansehe, dann sage ich mir: »Lilian, du hättest Jungfrau bleiben sollen.«
Lilian Carter*, Mutter des ehemaligen amerikanischen Präsidenten Jimmy Carter*

Eine Frau braucht zwanzig Jahre, um aus ihrem Sohn einen Mann zu machen – und eine andere macht in nur zwanzig Minuten einen Dummkopf aus ihm.
Helen Rowland

Männer beschäftigen sich zumeist aufmerksamer mit den Nachkommen ihrer Pferde oder Hunde als mit denen ihrer eigenen Kinder.
William Penn *(1644–1718), englischer Quäker und Gründer des amerikanischen Bundesstaats Pennsylvania*

Verschwenden Sie die Zeit eines Mannes nicht damit, daß Sie ihm von der Intelligenz Ihrer Kinder erzählen – er will von der Intelligenz seiner Kinder erzählen.
Ed Howe *(1853–1937), amerikanischer Journalist*

Bevor ich heiratete, hatte ich sechs Theorien über die Erziehung von Kindern; jetzt habe ich sechs Kinder und keine Theorien mehr.
John Wilmot, Earl of Rochester *(1647–1680), englischer Dichter*

Ich hab als Baby laufen gelernt und seither keine einzige Unterrichtsstunde mehr gehabt.
Marilyn Monroe *auf die Frage, wo sie ihren berühmten Gang herhabe*

Kleidung

Frauen ziehen sich überall auf der Welt gleich an: um andere Frauen zu ärgern.
Elsa Schiaparelli *(1896–1973), italienische Designerin*

Die meisten Frauen ziehen sich an, als wären sie in ihrem früheren Leben eine Maus gewesen – oder als hofften sie, es im nächsten zu werden.
Edith Sitwell *(1887–1964), britische Schriftstellerin*

Die schönsten Kleider werden getragen, um ausgezogen zu werden.
Jean Cocteau *(1891–1963), französischer Schriftsteller, Maler und Filmregisseur*

Alle Frauenkleider sind lediglich Variationen des ewigen Kampfes zwischen dem offenkundigen Wunsch, sich zu bekleiden, und dem heimlichen Wunsch, sich zu entkleiden.
Lin Yutang *(1895–1976), chinesischer Schriftsteller*

Man muß seinem sozialen Gewissen nicht dadurch Ausdruck verleihen, daß man wie eine Vogelscheuche herumläuft. Spitzenwäsche wird den Weltuntergang nicht beschleunigen, die Atombombe kann man ebensogut ächten, während man eine Federboa trägt, und ein beiläufiges Interesse an der Rocklänge ist keine Untauglichkeitsbescheinigung dafür, *Das Kapital* zu lesen und jedem Wort zuzustimmen.
Elizabeth Bibesco *(1897–1945), britische Schriftstellerin*

Für Frauen ziehe ich mich an, für Männer aus.
Angie Dickinson*, amerikanische Schauspielerin*

Sie würden sich wundern, wie teuer es ist, so billig auszusehen.
Dolly Parton

Es ist schwer einzusehen, warum Spitze so teuer ist, wo sie doch hauptsächlich aus Löchern besteht.
Mary Wilson Little

Kommunikation

Während früher viele Männer um ein Gespräch baten, wenn sie in Wahrheit nur Sex wollten, fühlen sie sich heute häufig gezwungen, um Sex zu bitten, wenn sie in Wahrheit nur ein Gespräch wünschen.
Katherine Whitehorn

Ich versuche, mit einer einzigen Person zu sprechen. Ich stelle mir eine Frau vor, eine Hausfrau, jung oder zumindest junggeblieben. Vermutlich ist sie den ganzen Tag mit sich allein. Sie langweilt sich bei ihrer einsamen Hausarbeit, und nur für sie bin ich der plaudernde, leicht anzügliche, romantische Besucher.
***David Hamilton**, britischer Radiosprecher*

Komplimente

Es gibt nur zwei wirklich tolle Komplimente, die eine Frau dir machen kann: »Du bist ein wahrer Meisterkoch« und »Du bist toll im Bett«. Da geht es um die zwei wichtigsten Triebe des Lebens.
***Rod Steiger**, amerikanischer Schauspieler*

Eine Frau kann man durch Komplimente niemals entwaffnen. Einen Mann schon. Das ist der Unterschied zwischen den Geschlechtern.
Oscar Wilde

Kreativität

Wir nennen es heute nicht mehr Sünde – wir nennen es Ausdruck der Persönlichkeit.
***Baronin Stocks**, britische Politikerin*

Küssen

Ein Mädchen braucht ein Menge Erfahrung, um küssen zu können wie eine Anfängerin.
Ladies Home Journal, 1948

Ich hab sie nicht geküßt, ich hab nur in ihren Mund geflüstert.
***Chico Marx** (1891–1961), amerikanischer Komiker*

Meinen ersten Kuß und meine erste Zigarette bekam ich an ein und demselben Tag. Für Tabak hatte ich seither nicht mehr viel Zeit.
***Arturo Toscanini** (1867–1957), italienischer Dirigent*

Bei der Liebe gibt es immer einen, der küßt, und einen, der die Wange hinhält.
Französisches Sprichwort

Der Kuß entstand, als das erste männliche Reptil das erste weibliche Reptil ableckte und ihr damit auf sanfte und anerkennende Weise zu verstehen gab, daß sie ebenso saftig sei wie das kleine Reptil, das er am Tag zuvor zum Abendessen verspeiste.
***F. Scott Fitzgerald** (1896–1940), amerikanischer Schriftsteller*

Eine junge Frau, die sich küssen und streicheln läßt, macht auch den Rest noch mit.
***Elizabeth-Charlotte, Herzogin von Orléans**, Schwägerin Ludwigs XIV.*

Da, wo man geküßt werden will.
***Coco Chanel** (1883–1971), französische Modeschöpferin, auf die Frage, wo man Parfüm auftragen sollte*

Laster

Ein Grund, warum ich nicht trinke, ist der, daß ich es mitbekommen möchte, wenn ich mich amüsiere.
Nancy, Lady Astor

Kokain macht nicht abhängig. Ich sollte es wissen – ich nehme es seit Jahren.
Tallulah Bankhead

Mit dem Geld, das man in eines seiner Laster steckt, könnte man zwei Kinder großziehen.
***Benjamin Franklin** (1706–1790), amerikanischer Zeitungsverleger, Schriftsteller und Erfinder*

Die Gesellschaft bestraft nicht die Laster ihrer Mitglieder, sondern deren Entdeckung.
Countess of Blessington

Leben

Wenn ich mein Leben nochmal leben müßte, würde ich dieselben Fehler machen – nur früher.
Tallulah Bankhead

Leidenschaft

Wenn wir unseren Leidenschaften widerstehen, dann weil sie schwach sind, und nicht wir stark.
François, Herzog von La Rochefoucauld *(1613–1680), französischer Schriftsteller und Offizier*

Die Leidenschaften sind die einzigen Redner, die immer überzeugen.
François, Herzog von La Rochefoucauld

Wir müssen unsere Leidenschaften ausleben, ehe wir sie spüren.
Jean-Paul Sartre *(1905–1980), französischer Philosoph und Schriftsteller*

Lesbentum

Mein Lesbentum ist ein Akt christlicher Nächstenliebe. All diese Frauen da draußen beten um einen Mann, und ich überlasse ihnen meinen Anteil.
Rita Mae Brown*, amerikanische Schriftstellerin*

LIEBE

Wenn zwei Menschen sich lieben, kann es kein glückliches Ende geben.
***Ernest Hemingway** (1898–1961), amerikanischer Schriftsteller*

Liebe ist wie Quecksilber, das man in der Hand hat. Laß die Hand offen, und es bleibt. Versuche, es festzuhalten, und es springt davon.
Dorothy Parker

Um sich zu verlieben, muß man gerade anfällig dafür sein – wie bei einer Krankheit.
***Nancy Mitford** (1904–1973), britische Schriftstellerin*

Ich könnte ihm im Unterhemd um die ganze Welt folgen.
***Maria Stuart** (1542–1587), schottische Königin, über ihren zweiten Ehemann Earl of Bothwell*

Wenn du dran bist, wird die Liebe dich aufspüren wie eine Cruise Missile. Wenn du sagst: »Nein! Im Moment will ich sie aber nicht«, dann erwischt sie dich ganz sicher. Liebe findet ihren Weg. Liebe ist eine explodierende Zigarre, die wir bereitwillig rauchen.
***Lynda Barry**, amerikanische Schriftstellerin und Cartoonistin*

Die Liebe ist viel schöner, wenn man nicht verheiratet ist.
***Maria Callas** (1923–1977), griechische Opernsängerin*

Alles, was wir im Leben tun, tun wir aus Angst, besonders das Lieben.
***Mel Brooks**, amerikanischer Filmregisseur*

Erträumte Liebe ist viel schöner als echte Liebe. Es nie zu tun, ist erregend. Die erregendste Anziehung besteht zwischen zwei Menschen, die sich nie begegnen.
Andy Warhol

Verliebte Menschen leiden bekanntermaßen unter extremen Wahrnehmungsstörungen; die verbreitetste davon ist, daß sie glauben, andere Leute fänden ihren Zustand als ebenso aufregend und ergreifend wie sie selbst.
***Julian Barnes**, britischer Schriftsteller*

Aus eurem erbärmlichen Elend, aus eurer Bereitwilligkeit, euch gegenseitig mißzuverstehen, und aus eurer durch und durch schlechten Laune kann ich ersehen, daß dies wahre Liebe ist.
***Peter Ustinov**,* Ramanoff & Juliet, *1957*

Kameradschaft kann ich verstehen. Gekaufte Liebe am Nachmittag kann ich verstehen. Eine Liebesaffäre kann ich nicht verstehen.
Gore Vidal

Verliebt zu sein ist viel schöner, als einen Autounfall zu haben, einen engen Gürtel zu tragen, eine höhere Steuerklasse zu bekommen oder in einer Warteschleife über Philadelphia zu kreisen.
***Judith Viorst**, amerikanische Schriftstellerin*

Mickey Mouse liebe ich mehr als jede Frau, die ich je gekannt habe.
***Walt Disney** (1901–1966), amerikanischer Filmproduzent*

Liebe hat keinen besondern Einfluß auf das allgemeine Leben.
Dr. Samuel Johnson

Liebe ist das unwiderstehliche Begehren, unwiderstehlich begehrt zu werden.
Robert Frost

Romantische Liebe ist eine Geisteskrankheit. Aber eine angenehme. Sie ist eine Droge. Sie verzerrt die Realität, und das ist das Wichtigste daran. Es wäre unmöglich, sich in jemanden zu verlieben, den man richtig kennengelernt hat.
Fran Lebowitz

Ob das Rascheln eines Seidenunterrocks mein Blut je in Wallung gebracht hat – welche Bedeutung hat das für den Leser?
Anthony Trollope *(1815–1882), englischer Schriftsteller, auf die Frage, warum in seiner zweibändigen Autobiographie nichts über Liebe steht.*

Wenn Liebe schön ist, woher kommt dann mein Kummer?
Geoffrey Chaucer *(ca. 1340–1400), englischer Dichter*

Du brauchst jemanden, der dich liebt, während du nach jemandem suchst, den du liebst.
Shelagh Delaney*, britische Dramatikerin*

Eine schwere Geisteskrankheit.
Platon *(ca. 428–348 v. Chr.), griechischer Philosoph*

Es liegt in der Natur der Frauen, nicht zu lieben, wenn wir sie lieben, und zu lieben, wenn wir es nicht tun.
Miguel de Cervantes *(1547–1616), spanischer Dichter*

Das Herz vermag alles.
Molière *(1622–1673), französischer Dramatiker und Schauspieler*

Die schwerste Sache der Welt ist der Körper der Frau, die man nicht mehr liebt.
Luc de Clapiers, Marquis de Vauvenargues *(1715–1747)*

Ein Mann kann mit jeder Frau glücklich sein, solange er sie nicht liebt.
Oscar Wilde

Liebe ist oftmals die Folge von Heirat.
Molière

In der Literatur wie in der Liebe staunen wir darüber, was andere sich aussuchen.
André Maurois *(1885–1967), französischer Schriftsteller*

Die Liebe ist nicht dafür verantwortlich, daß die Welt sich dreht. Aber sie macht die Fahrt lohnend.
Franklin P. Jones

Platonische Liebe ist Liebe vom Hals aufwärts.
Thyra Smater Winslow, *amerikanische Schriftstellerin*

Die Religion hat der Liebe einen großen Dienst erwiesen, indem sie sie zur Sünde erklärte.
Anatole France *(1844–1922), französischer Schriftsteller*

Nehmt die Liebe fort, und uns're Erde wird zum Grab.
Robert Browning *(1812–1889), britischer Dichter*

Liebe deinen Feind – es wird ihn wahnsinnig machen.
Eleanor Doan

Wie grotesk und köstlich ist es, jemanden zu lieben, der jünger ist als man selbst! Jeder sollte das mal ausprobieren.
Barbara Pym *(1913–1980), britische Schriftstellerin*

Die Droge, die den Sex in der volkstümlichen Mythologie schmackhaft macht.
Germaine Greer*, amerikanische Feministin und Schriftstellerin*

Liebe ist die Weisheit des Narren und die Narrheit des Weisen.
Dr. Samuel Johnson

Liebe heißt, sich nie entschuldigen zu müssen.
Eric Segal*, amerikanischer Schriftsteller,* Love Story, *1970*

Die Liebe wird nie ein Ideal sein, solange Männer an der Illusion festhalten, daß sie ein bißchen treu oder ein bißchen verheiratet sein können.
Helen Rowland

Einige Frauen und einige Männer scheinen einander zu brauchen.
Gloria Steinem

Nicht mehr verliebt zu sein, ist eine erleuchtende Sache; für kurze Zeit sieht man die Welt mit neuen Augen.
Iris Murdoch*, britische Schriftstellerin*

Wenn Sie über zwei Jahre lang verliebt sein können, sind Sie abhängig.
Fran Lebowitz

Sicherheit ist, wenn ich jemanden Außergewöhnlichen sehr liebe und er meine Liebe erwidert.
Shelly Winters

Eine Frau verabscheut einen Mann dafür, daß er sie liebt – es sei denn, sie liebt ihn auch.
Elizabeth Drew Stoddard *(1823–1902), amerikanische Autorin*

An Rheumatismus oder wahre Liebe glauben wir nicht – bis wir sie zum erstenmal spüren.
Marie Ebner von Eschenbach *(1830–1916), österreichische Schriftstellerin,* Aphorismen

Liebe ohne Ehe verstößt nicht gegen die Moral, Ehe ohne Liebe schon.
Ellen Key*, amerikanische Schriftstellerin*

Mit wahrer Liebe ist es wie mit Gespenstern – alle Welt spricht davon, aber nur wenige haben sie gesehen.
François, Herzog von La Rochefoucauld

Die Frau, die man liebt, riecht immer gut.
Rémy de Gourmont

Menschen, die nicht verliebt sind, verstehen nicht, wie ein intelligenter Mensch wegen einer ganz gewöhnlichen Frau so sehr leiden kann. Das ist so, als wäre man überrascht, daß irgend jemand Cholera bekommt, nur weil es ein so unbedeutendes Lebewesen wie den Bazillus gibt.
Marcel Proust *(1871–1922), französischer Schriftsteller*

Liebe ist die Selbsttäuschung, die wir erschaffen, um all die Umstände zu rechtfertigen, die wir auf uns nehmen, um Sex zu haben.
***Dan Greenburg**, amerikanischer Schriftsteller und Humorist*

Liebe ist eine Krankheit, die dich mit dem Begehren erfüllt, begehrt zu werden.
***Henri de Toulouse-Lautrec** (1864–1901), französischer Maler*

Liebesbriefe

Bring bitte meine Flöte mit.
***Percy Bysshe Shelley** (1792–1822), englischer Dichter, an seine Frau. Nachdem er sie darüber informiert hatte, daß er mit Mary Godwin durchgebrannt war, bat er sie, sich ihnen anzuschließen.*

Ich hoffe, Sie haben Ihr gutes Aussehen verloren, denn damit kann Sie jeder Dummkopf bewundern, und die Bewunderung von Dummköpfen ist schlecht für die Seele. Nein, zeigen Sie mir ein häßliches Gesicht und einen aufgedunsenen Körper und sechzehn Kinne unter einem Acker von Krähenfüßen und eine schlechte Perücke. Dann werden Sie mich aber erleben!
***George Bernard Shaw** an Mrs. Patrick Campbell*

Fast alles, was du dir wünschtest – mit Ausnahme eines Nerzmantels -, habe ich dir geschenkt. Doch zeigst du keine Anerkennung – nur Langeweile und Unzufriedenheit. Du kannst es nicht ertragen, einen einzigen Abend zu Hause zu sein. Und wenn, dann nur, um deine Fußnägel zu schneiden.
***Henry Miller**, an seine fünfte Frau*

Liebste Laura, süßes Kätzchen, versuche doch, mir bessere Briefe zu schreiben. Dein letzter vom 19. Dezember, den ich heute erhielt und schon voller Ungeduld erwartet hatte, war eine herbe Enttäuschung. Begreif doch, daß ein Brief keine trockene Aneinanderreihung von Ereignissen sein muß; ich weiß, daß Dein Leben jetzt sehr eintönig ist und das tut mir furchtbar leid, wenn ich auch denke, daß Du es Dir interessanter gestalten könntest, wenn Du nur wolltest. Aber das ist kein Grund dafür, Deine Briefe ebenso eintönig zu gestalten wie Dein Leben. Ich interessiere mich einfach nicht für Bridgets Kinder, versteh das doch.
Evelyn Waugh *(1903–1966), britischer Schriftsteller, an seine Frau*

Sehr geehrte Armee der Vereinigten Staaten:
Mein Mann bat mich, ihm ein Empfehlungsschreiben mitzugeben, daß er seine Familie ernähren muß. Er kann nicht lesen, also erzählen Sie ihm nichts. Nehmen Sie ihn einfach. Er ist nicht gut zu mir. Seit ich ihn vor acht Jahren geheiratet habe, hat er nichts anderes getan, als Stunk zu machen und Schnaps zu trinken, und ich muß seine sieben Kinder durchfüttern. Vielleicht können Sie ihn dazu bringen, ein Gewehr zu tragen. Er ist gut mit Eichhörnchen und Essen. Nehmen Sie ihn, wenn Sie wollen. Ich brauch sein Essen und sein Bett für die Kinder. Sagen Sie ihm nichts, nehmen Sie ihn einfach.
Anonymer Brief, der 1943 von einem Mann aus Arkansas bei seiner Rekrutierbehörde vorgelegt wurde

Dich zu lieben ist wie einen rotglühenden Schürhaken zu lieben, der sogar ein noch schlimmerer Bettgenosse ist als Lyttons Regenschirm; jede Liebkosung ruft Schmerz hervor.
Bertrand Russell *an Ottoline Morrell*

Ich könnte dich nicht so sehr lieben, meine Liebste, wenn ich meine Freiheit nicht noch mehr lieben würde.
Johannes Brahms *(1833–1897), deutscher Komponist, an Agatha von Siebold, als er ihre Verlobung löste*

Sie müssen sich ernsthaft anstrengen, sich zu ändern, meine liebe Clara … Leidenschaften sind kein natürliches Attribut des menschlichen Charakters, sie sind immer ungewöhnlich und eine Verirrung … betrachten Sie sich als krank, liebe Clara, ernsthaft krank.
Johannes Brahms *an Clara Schumann (1819–1896), deutsche Pianistin*

Wenn wir lieben, dürfen wir nicht leben, wie gemeine Männer und Frauen es tun. Das Gift des Geschwätzes, der Mode und der Manieriertheit kann ich nicht ertragen. Du mußt die Meine sein, um auf der Folterbank zu sterben, wenn ich es will … Auf Wiedersehen! Ich küsse dich – oh, diese Qualen!
John Keats *(1795–1821), englischer Dichter, an Fanny Brawne*

Ich werde dich nicht am Pier treffen, da es dort vermutlich kalt sein wird.
Anton Tschechow *an Olga Knipper*

LIEBHABER

Alle Welt liebt einen Liebhaber.
Ralph Waldo Emerson

Ich bezweifle, daß ein Mädchen je mit den Gedanken ihres Liebhabers zufrieden wäre, würde sie sie ganz und gar kennen.
Anthony Trollope

Es ist seltsam, was ein Mann sich alles herausnehmen kann, und die Frau hält ihn doch für einen Engel.
***William Makepeace Thackeray** (1811–1863), britischer Autor*

Alle wirklich guten Liebhaber sind wortgewandt, und verbale Verführung ist der sicherste Weg zu echter Verführung.
Marya Mannes

Lust

Alle Hexerei entspringt fleischlicher Lust, die bei Frauen unersättlich ist.
***Jacob Sprenger** und **Hendrich Kramer**, deutsche Dominikanermönche, 1489*

Weibchen sind von Natur aus lustbetont, bringen die Männchen zur Kopulation und schreien während der geschlechtlichen Vereinigung.
***Aristoteles** (384–322 v. Chr.), griechischer Philosoph*

In ein großes Gefäß mit kaltem Wasser springen oder Brennnesseln in die Hose stecken.
*Der Gelehrte **Andrew Borde** empfiehlt Heilmittel gegen die Lust (16. Jahrh.).*

Sie sind weitaus sinnlicher als Männer, und gleich den Spatzen, die nicht lange leben, weil sie zu begierig und anfällig für die Liebe sind, leben auch Frauen weniger lang; weil sie eine verschlingende Hitze in sich haben, die sie nach und nach vernichtet.
***Dr. Nicholas de Venette** erklärt, warum Frauen eine geringere Lebenserwartung haben als Männer (18. Jahrh.).*

Nein, nicht zu alt mit dreiundfuffzig
ist ein armer Narr wie ich.
Die meisten meiner wachen Stunden
werden immer noch von Lust verschlungen.
In Blumen-Minis dralle Mädchen
zieh'n sich runter ihre Höschen.
Zieh'n aus die naßglänzenden Stiefel aus Lack
und zeigen sich splitterfasernackt.
Wicksteed, in dem Stück Habeas Corpus *(1973) des britischen Dramatikers und Schauspielers* ***Alan Bennett***

Sehr oft ist es sogar möglich, die Frauen zu erkennen, die die Pille nehmen: an einer gewissen Abgestumpftheit des Fleisches, Wollust in den Augen und Leblosigkeit in den Bewegungen.
Malcolm Muggeridge*, britischer Kritiker, 1965*

Tanzen ist der vertikale Ausdruck für eine horizontale Begierde.
Anonym

Macht

Was die Inhaber dieser Zeitung wollen, ist Macht, und zwar Macht ohne Verantwortung, was von jeher das Privileg der Huren war.
Stanley Baldwin *(1867–1947), britischer konservativer Politiker und ehemaliger Premierminister, attackierte 1931 auf einer Parlamentssitzung die Pressemogule. Harold MacMillan erinnerte sich, daß daraufhin sein Schwiegervater, der Graf von Devonshire, die Bemerkung machte: »Guter Gott, das war's! Jetzt hat er uns die Stimmen der Nutten gekostet.«*

Das stärkste Aphrodisiakum.
***Henry Kissinger**, amerikanischer Politiker*

Die Männer, die wirklich Macht haben oder haben wollen, sind die Art von Männer, die noch ans Telefon gehen, während sie mit ihrer Frau schlafen.
***Nicholas Pileggi**, amerikanischer Schriftsteller*

MÄNNER

Was den Sex betrifft, ist der Mann ist von Natur aus ein Tier. Ich hatte immer meine besonderen Haustierchen.
Mae West

Ein Mann, der einem Hut hinterherläuft, ist nicht halb so lächerlich wie ein Mann, der einer Frau hinterherläuft.
G. K. Chesterton

Es ist eine Männerwelt, und ihr Männer könnt sie gerne haben.
***Katherine Ann Porter** (1890–1980), amerikanische Schriftstellerin*

Es gibt zwei Sachen, von denen ein Mann nie zugeben wird, daß er sie nicht gut kann: Sex und Auto fahren.
***Stirling Moss**, britischer Rennfahrer, 1963*

Seine Mutter hätte ihn wegwerfen und den Storch behalten sollen.
Mae West

Ich verlange von einem Mann nur drei Dinge: er muß gut aussehen, skrupellos sein und dumm.
Dorothy Parker

Männer sind Tiere, und nicht einmal Tiere führen sich so auf wie sie!
***Brigitte Bardot**, französische Schauspielerin*

Je mehr ich von Männern sehe, desto lieber mag ich Hunde.
***Madame de Staël** (1766–1817), französische Schriftstellerin*

Es sind nicht die Männer in meinem Leben, die zählen – es ist das Leben in meinen Männern.
Mae West

Mir gefallen nur zwei Arten von Männern: einheimische und importierte.
Mae West

Ich liebe Männer, so wie andere Leute gutes Essen oder guten Wein.
Germaine Greer

Ich will einen Mann, der nett und verständnisvoll ist. Ist das zuviel verlangt von einem Millionär?
Zsa Zsa Gabor

Ein Mann im Haus ist besser als zwei auf der Straße.
Mae West

Für ein kluges Mädchen sind Männer kein Problem – sondern die Lösung.
Zsa Zsa Gabor

Manchmal denke ich, wenn es noch ein drittes Geschlecht gäbe, würde ich keinen Mann ein zweites Mal anschauen.
***Amanda Vail** (1921–1966), amerikanische Schriftstellerin*

Glücklich ist der Mann, der eine Frau hat, die ihm sagt, was er tun soll, und eine Sekretärin, die es dann tut.
***Lord Mancroft** (1917–1987), britischer Geschäftsmann*

Nette Männer sind nie gut darin, ein Taxi zu erwischen.
Katherine Whitehorn

Ist es wirklich nötig, daß sich Frauen in den täglichen Kampf um übermenschliche Schönheit stürzen, nur um diese dann den Liebkosungen eines unmenschlich häßlichen Partners darzubieten?
Germaine Greer

Unter diesen Umtänden kann man einen Mann nicht als häßlich bezeichnen.
***Caroline (La Belle) Otero** beim Erhalt eines unschätzbar wertvollen Schmuckstücks von einem unansehnlichen Liebhaber*

Immer wenn ich mit einem Kerl ausgehe, denke ich: Ist das der Mann, mit dem meine zukünftigen Kinder ihre Wochenenden verbringen sollen?
Rita Rudner

Frauen wollen mittelmäßige Männer, und die Männer bemühen sich, so mittelmäßig wie möglich zu sein.
***Margaret Mead**, amerikanische Ethnologin*

Männer sind Kreaturen mit zwei Beinen und acht Händen.
***Jayne Mansfield** (1933–1967), amerikanische Schauspielerin*

Männer sind wie Wein – manche werden zu Essig, aber die guten werden mit dem Alter immer besser.
Papst Johannes XXIII.

Männer und Frauen

Männer spielen das Spiel, Frauen kennen den Einsatz.
Roger Woddis

Wie sehr ein Mann eine Frau liebt, beurteile ich danach, wieviel Platz er ihr unter dem Regenschirm einräumt.
Jimmy Cannon

Die interessantesten Frauenrollen in einem Film sind Huren, und jeder verliebte Mann ist im Grunde seines Herzens ein Perversling.
Billy Wilder*, amerikanischer Filmregisseur*

Wenn eine Frau einen Mann halten will, muß sie nur an das Schlechteste in ihm appellieren.
Oscar Wilde*,* Lady Windermeres Fächer, *1892*

Der durchschnittliche Mann interessiert sich mehr für eine Frau, die sich für ihn interessiert, als für eine Frau mit schönen Beinen.
Marlene Dietrich *(1901–1992), deutsche Schauspielerin*

Das Herz eines Mannes mag vielleicht eine verborgene Kammer haben, in die nur eine Frau eintreten darf, aber es ist voll mit kleinen Nebenzimmern, die selten leerstehen.
Helen Rowland

Eine Frau ist eine Frau bis zu ihrem Tod, aber ein Mann ist ein Mann nur, solange er kann.
Moms Mabley

Es macht mir nichts aus, in einer Männerwelt zu leben, solange ich darin eine Frau sein darf.
Marilyn Monroe

Häßliche Frauen wissen mehr über Männer als hübsche.
***Katherine Hepburn**, amerikanische Schauspielerin*

Warum bemüht eine Frau sich zehn Jahre lang, die Gewohnheiten eines Mannes zu ändern, und beschwert sich dann, er sei nicht mehr der Mann, den sie geheiratet habe?
***Barbra Streisand**, amerikanische Schauspielerin*

Ein romantischer Mann fühlt sich mit zwei Frauen oft besser als mit einer; seine Liebe scheint irgendwo zwischen den beiden das ideale Maß zu erreichen.
***Elizabeth Bowen**, britische Schriftstellerin*

Ein Mann ist so gut, wie er sein muß, und eine Frau so schlecht, wie sie sich traut.
Elbert Hubbard

Der Mann, der mit Frauen am besten zurechtkommt, ist der, der weiß, wie er ohne sie zurechtkommt.
***Charles Baudelaire** (1821–1867), französischer Dichter*

Mädchen sind so komisch, daß man nie genau weiß, was sie wollen. Sie sagen ja, wenn sie nein meinen, und treiben einen Mann nur so zum Vergnügen in den Wahnsinn.
***Louisa May Alcott** (1832–1888), amerikanische Schriftstellerin*

Alle Frauen werden wie ihre Mütter. Das ist ihr Verhängnis. Kein Mann wird wie seine Mutter. Das ist sein Verhängnis.
Oscar Wilde

Es besteht ein großer Unterschied zwischen einem wilden und einem zivilisierten Mann, aber bis nach dem Frühstück fällt einer Frau das nicht auf.
Helen Rowland

Zwei Dinge sind es, die der Mann liebt: Gefahr und Spiel – und er liebt die Frauen, weil sie das gefährlichste aller Spielzeuge sind.
Friedrich Nietzsche *(1844–1900), deutscher Philosoph*

Die Eroberungen der Männer schlagen häufiger durch ihre eigene Tölpelhaftigkeit fehl als durch die Tugendhaftigkeit der Frauen.
Ninon de Lenclos *(1615–1705), französische Feministin und Kurtisane*

Selten sieht man in einem Jungen die Andeutung eines Mannes, aber fast immer sieht man im Mädchen die Androhung einer Frau.
Alexandre Dumas *(1824–1895), französischer Schriftsteller*

Sie war so froh, mich weggehen zu sehen, daß ich fast in Erwägung ziehe, wieder zurückzukehren, damit sie diese Freude noch einmal erleben kann.
Dr. Samuel Johnson

Die schwerste Aufgabe im Leben einer Frau ist es, den Mann davon zu überzeugen, daß er es ernst meint.
Helen Rowland

Ich bin eine Frau, die für einen Mann geschaffen wurde, aber bisher hab ich keinen gefunden, der mithalten konnte.
Bette Davis *über ihre fünf Ehen*

Gott schuf den Mann, und als er sah, daß der nicht allein genug war, gab er ihm eine Gefährtin, damit er seine Einsamkeit mehr spüre.
Paul Valéry *(1871–1945), französischer Dichter*

»Was ist ein schlechter Mann?«
»Einer, der Unschuld bewundert.«
»Und eine schlechte Frau?«
»Eine, der ein Mann nie müde wird.«
Oscar Wilde

Ich würde eher dem Instinkt einer Frau vertrauen als der Vernunft eines Mannes.
Stanley Baldwin *(1867–1947), britischer Staatsmann*

Wenn ein Mann seine Meinung sagt, ist er ein Mann. Wenn eine Frau ihre Meinung sagt, ist sie ein Luder.
Bette Davis *zugesprochen*

MASTURBATION

Machen Sie's nicht runter – es ist Sex mit jemandem, den man liebt.
Woody Allen

Eine Frau ist hin und wieder ein ganz praktischer Ersatz fürs Masturbieren.
Karl Kraus *(1874–1936), österreichischer Satiriker*

MORAL

Moral besteht darin, andere Leute zu verdächtigen, daß sie nicht rechtskräftig verheiratet sind.
George Bernard Shaw

Moralisten mit den häßlichsten Gesichtern erzählen uns, daß Unmoral unser Aussehen verderbe.
Logan Pearsall Smith *(1865–1946), amerikanischer Essayist*

Moral kommt mit der traurigen Weisheit des Alters, wenn die Neugier verflogen ist.
Graham Greene *(1904–1991), britischer Schriftsteller*

Moral ist eine Haltung, die wir den Menschen gegenüber einnehmen, die wir nicht mögen.
Oscar Wilde

Über Moral weiß ich nur, daß das moralisch ist, wonach man sich gut fühlt, und das unmoralisch, wonach man sich schlecht fühlt.
Ernest Hemingway

MÜTTER UND MÜTTERLICHKEIT

Mütter lieben ihre Kinder mehr als Väter es tun, weil sie sicher sein können, daß es ihre sind.
Aristoteles

Wäre ich die Jungfrau Maria gewesen, ich hätte nein gesagt.
Stevie Smith

Ich bin nicht gegen Mütter. Ich bin gegen die Erwartungshaltung, daß jede Frau Kinder zu bekommen habe, und ich bin gegen die Umstände, unter denen Mütter ihre Kinder bekommen müssen.
***Simone de Beauvoir** (1908–1986), französische Schriftstellerin*

Es ist weder notwendig noch gerecht, von Frauen zu verlangen, daß sie entweder Mütter sind oder gar nichts, oder wenn sie Mütter sind, daß sie den ganzen Rest ihres Lebens nichts anderes mehr sein dürfen.
Harriet Taylor

Frauen, die nicht rechnen können, heißen Mütter.
Abigail van Buren

Musik

Liebe ist nicht das ersterbende Seufzen einer entfernten Violine – es ist das triumphierende Quietschen einer Bettfeder.
***S. J. Perelman** (1904–1979), amerikanischer Humorist*

Da ich das Unglück in den Ehen meiner Freundinnen sah, war ich froh, Musik und Lachen anstelle eines Ehemanns gewählt zu haben.
***Elsa Maxwell** (1883–1963), Dame der Gesellschaft*

Nacktheit

Ich habe drei Kaiser nackt gesehen, und ihr Anblick war keinesfalls inspirierend.
***Fürst Otto von Bismarck** (1815–1898), preußischer Staatsmann*

Verpassen Sie nicht unsere Show! Sechs wunderhübsche tanzende Mädchen! Fünf wunderhübsche Kostüme!
Werbetafel vor einem Londoner Nachtclub

Leute, die im Glashaus sitzen, sollten die Jalousien runterlassen, wenn sie die Hose ausziehen.
***Spike Milligan**, britischer Komiker*

Wenn man Leute nackt sehen will, geht man nicht ins Theater, sondern in ein türkisches Bad.
***Noël Coward** (1899–1973), britischer Dramatiker*

O doch, ich hatte das Radio an.
***Marilyn Monroe** beim Gespräch über eines ihrer Nacktfotos mit einem Journalisten, der sie fragte: »Hatten Sie denn* gar nichts *an?«*

ORGASMUS

Bei einigen Frauen dauert es bis zum Orgasmus eine geraume Weile. Vergewissern Sie sich also, bevor Sie sich auf eine Partnerin einlassen, daß Sie bereit sind, sagen wir: den ganzen Monat Juni zu opfern und sich hin und wieder ein paar Sandwiches anliefern zu lassen.
***Bruce Jay Friedman**, amerikanischer Schriftsteller*

Endlich hatte ich einen Orgasmus ... aber mein Arzt meinte, es sei der falsche gewesen.
***Woody Allen**,* Manhattan, *1979*

Ein Orgasmus ist nur ein Reflex – wie Niesen.
***Dr. Ruth Westheimer**, amerikanische Sexberaterin*

Wie die Frauen seit Anbeginn unserer Zeit wissen, ist der vornehmliche Stimulationspunkt für den Orgasmus die Klitoris. Die sensationelle Enthüllung des Kinsey Reports im Jahre 1953 hat diese Information mittlerweile allen Männern zugänglich gemacht, die das – aus welchem Grund auch immer – noch nicht durch die viel offensichtlichere Methode der einfühlsamen Erforschung herausgefunden hatten.
***Stephen Jay Gould**, amerikanischer Geologe und Schriftsteller*

Der Boden ist fruchtbar, Sir, weil er voller Mikroorgasmen ist.
Dreizehnjähriger Schüler

ORGIEN

Wenn Gott gewollt hätte, daß wir Gruppensex haben, hätte er uns allen doch vermutlich mehr Organe gegeben.
Malcolm Bradbury

Bei Orgien trifft man eine bessere Klasse von Menschen, weil sie sich besser in Form halten müssen. Alle laufen rum und ziehen dabei den Bauch ein, wissen Sie? Alle sind sehr höflich. Die Gespräche sind nicht so toll, aber man kann nicht alles haben.
Gore Vidal

Nach dem ersten Mal: ein Philosoph; nach dem zweiten: ein Perverser!
***Voltaire**. Nachdem er an einer Orgie teilgenommen hatte, lehnte er die Einladung für den nächsten Abend ab.*

Paarungsrituale

Vier erprobte Gesprächseröffnungsphrasen, Playboy, *1969:*

- Ich glaube nicht, daß wir uns schon kennen. Ich bin der Richtige.
- Wenn die nationale Sicherheit auf dem Spiel stände, würden Sie dann die Nacht mit einem Mann verbringen, dessen Namen Sie nicht kennen?
- Ich bin froh, daß Sie mich nicht wiedererkennen. Es wäre mir lieber, wenn Sie mich um meiner selbst willen mögen würden.
- Ich tanze nicht. Aber ich würde Sie gern dabei festhalten, während Sie es tun.

Penis

Ein Mann ist eigentlich zwei Leute: er selbst und sein Schwanz. Der Mann nimmt seinen Freund auf eine Party immer mit. Der Freund ist der nettere der beiden, weil er eher in der Lage ist, seine Gefühle zu zeigen.
***Beryl Bainbridge**, britische Schriftstellerin*

Ich frage mich, wie Männer überhaupt ernst bleiben können. Sie haben dieses dünne, lange Ding an ihrem Körper hängen, das nach eigenem Willen rauf- und runtergeht. Wenn ich ein Mann wäre, würde ich mich ständig kaputtlachen.
***Yoko Ono**, amerikanische Künsterlin, Witwe von John Lennon*

Eine Erektion ist eine mysteriöse Sache. Immer wenn sie nachläßt, hat man Angst, daß man sie das letzte Mal gesehen hat.
***Michael Douglas**, amerikanischer Filmschauspieler*

Eines Abends saß ich mit Freunden an einem Tisch in der überfüllten *Key West Bar.* An einem Nachbartisch saß eine leicht betrunkene Frau mit ihrem sehr betrunkenen Ehemann. Die Frau stand auf, kam zu uns an den Tisch und bat mich, eine Papierserviette zu signieren. Das schien ihren Mann zu ärgern, denn er torkelte ebenfalls herüber, öffnete seine Hose, holte sein Instrument hervor und sagte: »Wenn Sie schon Autogramme geben, warum schreiben Sie dann nicht auch da drauf?« An den anderen Tischen war es sehr still geworden, so daß alle hörten, wie ich ihm antwortete: »Ich weiß nicht, ob es für mein Autogramm reicht, aber ich kann ja meine Initialen draufschreiben.«
Truman Capote *(1924–1984), amerikanischer Schriftsteller*

Keine Frau … wünscht sich ernsthaft, ein Mann zu sein oder einen Penis zu haben. Aber die meisten Frauen würden gern die Privilegien und Möglichkeiten genießen, die damit einhergehen.
Eliana Gianini Belotti*, italienische Feministin, 1973*

Eine amerikanische Lady fragte einen Schotten, ob es wahr sei, daß sie nichts unter ihren Kilts trügen. Daraufhin hob der leicht betrunkene Schotte seinen Kilt hoch und fragte: »Was sagen Sie dazu?« Sie erwiderte: »Na ja, sieht aus wie ein Penis – nur kleiner.«
Anonym

Politik

Wenn Präsidenten es nicht mit ihren Frauen tun, dann tun sie's mit dem Land.
Mel Brooks

Ich mußte mich entscheiden, ob ich Pianist in einem Freudenhaus werden wollte oder Politiker. Und um die Wahrheit zu sagen: da besteht kaum ein Unterschied.
Harry S. Truman *(1884–1972), 33. Präsident der USA*

Pornographie

Das Schlimmste, was man über Pornographie sagen kann, ist, daß sie nicht zu gesellschaftsfeindlichen Handlungen führt, sondern zur Lektüre von mehr Pornographie.
Gore Vidal

Das ist ein heißes Ding, Kumpel. Ich mag gar nicht dran denken, was passiert, wenn dieses Buch in falsche Hände gerät. Sobald ich es ausgelesen habe, werd ich empfehlen, daß sie es auf den Index setzen.
Tony Hancock *(1924–1968), britischer Komiker*

Das wird ein trauriger Tag für die sexuelle Befreiung, wenn der Pornographiesüchtige sich mit den wahren Tatsachen begnügen muß.
Brendan Francis

Frauen, die seit Jahrhunderten keinen Zugang zu Pornographie hatten und es kaum ertragen können hinzusehen ..., sind entsetzt. Frauen können nicht glauben, daß Männer glauben, was die Pornographie ihnen über Frauen weismacht. Aber sie tun es: von den schlechtesten bis hin zu den besten unter ihnen glauben sie es.
Andrea Dworkin*, amerikanische Schriftstellerin*

Das Bürgerkomitee zur Säuberung von New Yorks pornographisch verseuchten Bezirken setzte heute seine Kundgebungsreihe fort: eine riesige, bebende, pulsierende Menge erwuchs aus dem Nichts und bahnte sich ihren Weg in die dampfenden Halbweltregionen rund um die schweißglänzende Kreuzung Eighth Avenue/zweiundvierzigste Straße. Stoßend, schiebend, vorwärtstreibend, schwankend zwischen ungeduldiger Vorfreude und schaudernder Abscheu, drang die erregte Meute, die mittlerweile auf ein Fünffaches ihrer ursprünglichen Größe angewachsen war, immer tiefer in die vibrierende, schwitzende, feuchtheiße Nachbarschaft vor. Plötzlich verwuchsen die unaufhaltsame Menge und die bedrängte Region zu einer einzigen keuchenden, schmelzend zerfließenden Einheit, die in nie zuvor erlebten Höhepunkten gipfelte. Dann, nach einer unermeßlichen, seelensprengenden, atemberaubenden Aufeinanderfolge von Ausbrüchen, war es vorbei. Man zündete sich noch eine Zigarette an und ging anschließend nach Hause.
Aus der US-Comedy-Serie Saturday Night Live

Ein Wort über Pornographie. Sie werden sie brauchen. Jede Menge sogar … Die schmutzige, perverse und erniedrigende Art der Pornographie. Aber halten Sie sie streng unter Verschluß. Benutzen Sie keine Geheimverstecke hinter Wandtäfelungen, in Schubladen mit doppeltem Boden oder Löchern im Garten etc. … Vor allem dann nicht, wenn Sie eine Baptistin mit Putzwahn zur Frau oder einen Jungen im Teenageralter haben. Bedenken Sie auch, daß Sie jede Sekunde sterben könnten und nichts eine Bestattungsfeier mehr beeinträchtigt als die Spekulationen der trauernden Familie, was für ein kranker Perversling Sie unter Ihrem freundlichen und gütigen Äußeren waren.
John Hughes

Der Reiz, den Pornographie ausübt, ist zu neunzig Prozent die Folge unanständiger Phantasien, die die Moralisten in jungen Leuten wachrufen; die restlichen zehn Prozent sind einfach physiologischer Natur und werden immer auf die eine oder andere Weise ihren Ausdruck finden, egal was das Gesetz vorschreibt.
Bertrand Russell

PROMISKUITÄT

Eliot: Es paßt nicht zu Frauen, promiskuitiv zu sein.
Amanda: Falsch: es paßt den Männern nicht, daß Frauen promiskuitiv sind.
Noël Coward

Es ist ebenso absurd zu behaupten, ein Mann könne nicht ständig dieselbe Frau lieben, wie zu behaupten, ein Geiger brauche mehrere Geigen, um ein Musikstück zu spielen.
Honoré de Balzac

Keine Trägerin eines Korsetts war je für ihre Promiskuität berühmt, und die heutige Seltenheit von sowohl Korsetts als auch Jungfrauen ist kaum zu leugnen.
Charlotte Bingham

Latinos sind sinnliche Enthusiasten. In Brasilien werfen sie Blumen auf dich. In Argentinien sich selbst.
Marlene Dietrich

Prostitution

Prostitution bietet ihr die Möglichkeit, Menschen zu treffen. Sie ist an der frischen Luft, bewegt sich viel und kommt nicht auf dumme Gedanken.
***Joseph Heller**, amerikanischer Schriftsteller*

Meine Methode ist im Prinzip dieselbe wie die von Masters und Johnson, nur daß die tausend Dollar dafür nehmen und es Therapie nennen. Ich nehme fünfzig Dollar und nenne es Prostitution.
***Xaviera Hollander**, amerikanische Schriftstellerin und Prostituierte*

Sie setzen sich und trinken Tee, und die Kupplerin führt eine Shouma herein und sagt: »Erweise den Gästen deine Ehre«, und das Mädchen tut es. Dann kommandiert sie: »Geh vorwärts!« – »Dreh dich um!« – also dreht das Mädchen sich um und sieht ins Licht und zeigt so ihr Gesicht. Dann fordert die Frau sie auf: »Zeig deine Hände«, also schiebt das Mädchen seine Ärmel hinauf, um Hände und Arme zu entblößen und ihre Haut zu zeigen. Bei dem Befehl: »Sieh zu den Gästen«, wirft sie seitwärts einen Blick auf den Gast und zeigt ihre Augen. Dann wird sie gefragt: »Wie alt bist du?«, und sie antwortet, so daß der Kunde ihre Stimme hören kann. Die Kupplerin sagt: »Geh noch einmal herum«, und hebt den Rock des Mädchens hoch, um ihre Füße zu entblößen.
***Chen Dong-Yuan**, chinesischer Schriftsteller, beschreibt das Ritual, wie ein junges Mädchen zur Konkubine erwählt wird, 1937.*

Es ist dumm, eine Prostituierte zu fragen, warum sie es tut … es sind die höchstbezahlten aller berufstätigen Frauen in Amerika.
***Gail Sheehy**, amerikanische Schriftstellerin*

Prostituierte glauben an die Ehe. Es ist ihre Hauptquelle für Kundschaft.
*›**Suzie**‹, zitiert in der Zeitschrift* Knave, *1975*

Sie sind Huren, und das ist kein Schimpfwort. Es ist ein gutes, ehrliches, biblisches Wort für einen ehrenwerten Beruf, den es bereits im Altertum gab. Sie schlafen mit Männern, um davon zu leben, und niemand sollte deswegen schlecht über sie reden. Jede Frau, die eine echte Frau ist, würde es tun, wenn ihre Kinder Hunger litten. Denken Sie dran: verurteilen Sie niemanden, ehe Sie nicht einen Kilometer in seinen Schuhen gelaufen sind.
Allegra Taylor

Pubertät

Jeder gesunde Mensch verspürt zu Zeiten seiner Pubertät unweigerlich den Trieb zu körperlicher Liebe. Es ist nicht nur eine ebenso natürliche Sache wie Hunger oder Durst, es ist zudem der köstlichste aller Triebe und Ursprung des größten Teils an menschlichem Glück.
***Dr. Michael Ryan** in einem Hebammen-Hausbuch, 1831*

Ratschläge

Ein Tip für alle Frauen: Wenn ihr gegen eine Freundin mit großer Oberweite spielt, bringt sie ans Netz und laßt sie Rückhand-Volleys schlagen. Das ist der schwerste Schlag für gut Bestückte.
***Billie Jean King**, Wimbledon Tennis Champion*

Der beste Rat, den ich allen jungen Frauen gebe, ist: vögelt nicht herum und raucht nicht.
Edwina Currie

Kritik sollte man nur dann für bare Münze nehmen, wenn sie einen als den Besten bezeichnet.
Bob Hope

Wenn Sie wollen, daß etwas gut gemacht wird, lassen Sie es von ein paar gestandenen Weibsbildern erledigen.
Bette Davis

Bei der Liebe haben heuchlerische Liebhaber mehr Erfolg als aufrichtige Verehrer.
Ninon de Lenclos

Männer sollten ihre Augen vor der Heirat offen halten und danach immer mindestens eins zudrücken.
Madeleine de Scudéry

Wenn du dich allein langweilst, heirate und laß dich von jemand anderem langweilen.
***David Pryce-Jones**, britischer Historiker*

Verletze niemals einen Mann, den du respektierst, und nie eine Frau, die du nicht über alles liebst.
***George C. Scott**, amerikanischer Filmstar*

Um einen Mann zu beherrschen, muß eine Frau zuerst sich selbst beherrschen.
***Minna Antrim**, amerikanische Schrifstellerin*

Religion

Ich ging in New York auf eine Klosterschule und wurde schließlich rausgeworfen, weil ich darauf beharrte, daß die unbefleckte Empfängnis eine Selbstverbrennung gewesen sei.
Dorothy Parker

Ich persönlich sehe darin keinen Sinn. Wer soll an ein Kleidungsstück glauben, dessen Besitzerin schwanger wurde, noch ehe sie den obersten Knopf öffnen konnte?
Jaci Stephen *über ein Stück Stoff, daß angeblich zum Nachthemd der Jungfrau Maria gehörte und in Großbritannien zum Verkauf angeboten wurde*

Gott ist ein Gentleman. Er bevorzugt Blondinen.
Joe Orton *(1933–1967), britischer Dramatiker,* Loot, *1965*

Wäre Präsident Nixons Sekretärin Rosemary Woods die Sekretärin von Moses gewesen, gäbe es jetzt nur acht Gebote.
Art Buchwald*, 1974*

Gott, warum hast du die Frauen nicht zuerst erschaffen – als du noch frisch warst?
Yves Montand*, französischer Schauspieler und Sänger*

Ritterlichkeit

Denkt dran, Männer: wir kämpfen für die Ehre dieser Frau, was vermutlich mehr ist, als sie selbst je getan hat.
Groucho Marx *in dem Film* Die Marx Brothers im Krieg, *1933*

Jeder Mann, den ich kennenlerne, will mich beschützen. Ich weiß bloß nicht, wovor.
Mae West

ROMANZE

Gebt mir meine Golfschläger, frische Luft und eine hübsche Partnerin, und ihr könnt die Golfschläger und die frische Luft behalten.
***Jack Benny**, amerikanischer Schauspieler*

Ach, welch wunderbare, hinreißende Sache ist der Beginn einer Liebelei!
***Aphra Behn** (1640–1689), englische Dramatikerin*

Ich kenne eine Menge Leute, die nicht erwartet hätten, daß unsere Beziehung hält – dennoch feiern wir heute unser zweimonatiges Jubiläum.
***Britt Eklund** über ihren Lebensgefährten*

Sich selbst zu lieben ist der Beginn einer lebenslangen Romanze.
Oscar Wilde

Sie war ein liebes Mädchen. Unsere Romanze war schnell und heftig – ich war schnell, und sie wurde heftig.
Max Kauffmann

Ruf

Es gibt keine guten Mädchen, die vom rechten Weg abkommen, nur schlechte Mädchen, die erwischt werden.
Mae West

Sie: Ich hab schon viel über Ihre Liebeskünste gehört.
Er: Ach, das dürfen Sie nicht weiter wichtig nehmen.
Sie: Das hab ich auch gehört.
Laugh In, *NBC TV, 1969*

Die guten Mädchen sind es, die Tagebuch schreiben; die schlechten haben keine Zeit dazu.
Tallulah Bankhead

Schamgefühl

Ich war nicht wirklich nackt. Ich hatte nur keine Kleider an.
Josephine Baker *(1906–1975), Entertainerin und Tänzerin*

Wenn du zu deinem Manne gehst, leg deine Scham mit deinen Kleidern ab, und leg sie wieder an, gehst du hinaus.
Theano *(ca. 420 v. Chr.), griechische Priesterin*

Schauspielerei

Ich bin froh, daß Ihnen meine Katharina gefallen hat. Sie herrschte über dreißig Millionen Menschen und hatte dreitausend Liebhaber. Ich hab in den zwei Stunden getan, was ich konnte.
Mae West *nach einer Aufführung des Stücks* Katharina die Große

Ihre Vorstellung von Schauspielerei ist es, zu wissen, wie man einen Pullover ausfüllt.
Bette Davis *über Jayne Mansfield*

Eine gute Schauspielerin überdauert die Zeit, Sex-Appeal nicht.
Brigitte Bardot

Ich hab genug Grimassen geschnitten.
Greta Garbo*, als sie mit der Schauspielerei aufhörte, ca. 1946*

SCHEIDUNG

Der Unterschied zwischen Scheidung und gesetzlicher Trennung ist der, daß eine gesetzliche Trennung dem Ehemann Zeit gibt, sein Geld zu verstecken.
Johnny Carson*, amerikanischer Talkmaster*

Wenn ein Ehepaar sich scheiden lassen will, sollte es zuerst beide Elternpaare unterrichten, bevor es dann eine Party gibt und alle Freunde informiert. Das ist nicht nur höflich, sondern auch praktisch. Eltern und Freunde sind oft nur allzu bereit, ihre Meinung, Kritik und böswilligen Tratsch kundzutun, so daß sie die Trennung positiv unterstützen.
P. J. O'Rourke*, amerikanischer Schrifsteller*

Einen Mann lernt man erst richtig kennen, wenn man sich von ihm scheiden läßt.
Zsa Zsa Gabor

Scheidung ist das Sakrament des Ehebruchs.
Französisches Sprichwort

Sich scheiden zu lassen, nur weil man einen Mann nicht liebt, ist beinahe genauso dumm wie zu heiraten, weil man es tut.
Zsa Zsa Gabor

Was mich an einer Scheidung am meisten schreckt, ist, daß meine Kinder mich in ein Heim für unverheiratete Mütter stecken könnten.
Teresa Skelton

Eine Wiederheirat ist ein ausgezeichneter Test dafür, wie freundschaftlich die Scheidung abgelaufen ist.
Margo Kaufman

In unserer Familie lassen wir uns nicht von den Männern scheiden – wir begraben sie.
***Ruth Gordon**, amerikanische Schauspielerin*

Mein Mann und ich werden bald unsere Goldene Hochzeit feiern – nach fünfzig Jahren ungetrübter Trennung.
***Madame Aubernon**, französische Gesellschaftsdame, deren Mann sie nur wenige Tage nach der Hochzeit verließ*

Ein Römer, der sich von seiner Frau scheiden ließ, wurde von seinen Freunden sehr gerügt, die ihn fragten: »War sie nicht keusch? War sie nicht rein? War sie nicht treu?« Er hielt ihnen seinen Schuh hin und fragte, ob der nicht neu und gut gearbeitet sei? »Ja«, fügte er hinzu, »und keiner von euch kann sagen, wo er mich drückt.«
***Plutarch** (46–120), griechischer Philosoph und Biograph*

Caesars Frau muß des Verdachts erhaben sein.
***Julius Caesar** (100–44 v. Chr.), römischer Feldherr und Staatsmann*

Sollte ein Ehemann in seinem Wesen so erkalten, daß er zur fleischlichen Vereinigung mit seiner Frau nicht mehr fähig ist, wie sie sich zwischen Ehemann und Ehefrau geziemt, so gewährt der Prälat dem Paar eine dauerhafte Scheidung, und die Frau mag nach ihrem Willen und Behagen wieder heiraten.
***Jean Boutillier**, französischer Jurist, 14. Jahrhundert*

So viele Leute betrachten eine Scheidung als das Patentrezept gegen jedes Übel, doch wenn sie es selbst versuchen, stellen sie fest, daß das Heilmittel schlimmer ist als die Krankheit.
***Dorothy Dix** (1870–1951), amerikanische Journalistin*

Geschieden zu sein ist so, wie von einem Laster angefahren worden zu sein. Wenn man es überlebt, blickt man danach immer sehr sorgfältig nach rechts und links.
Jean Kerr

Schönheit

Schön zu sein ist besser als gut zu sein. Aber es ist besser gut zu sein als häßlich.
Oscar Wilde

Ich bin gerne Frau. Man darf weinen. Man darf jetzt Hosen tragen. Wenn man in einem Schiff fährt, und es sinkt, darf man als erste in ein Rettungsboot steigen. Man darf hübsche Kleider tragen. Das muß doch toll sein, sonst würden es nicht so viele Männer tun wollen.
***Gilda Radner**, amerikanische Schauspielerin*

Es besteht ein Unterschied zwischen Schönheit und Charme. Ich bin es, dem eine schöne Frau auffällt. Aber eine charmante Frau ist die, der ich auffalle.
***John Erskine**, britischer Schriftsteller*

Es ist gut, daß Schönheit nur oberflächlich ist, sonst wäre ich durch und durch abscheulich.
Phyllis Diller

Wenn ich in einen Schönheitssalon gehe, benutze ich immer den Hintereingang. Manchmal gehe ich nur hin, um einen Kostenvoranschlag machen zu lassen.
Phyllis Diller

Schönheit. Die Macht, mit der eine Frau einen Geliebten betört und einem Ehemann Angst einjagt.
***Ambrose Bierce** (1842–1914), amerikanischer Schriftsteller*

In der Fabrik stellen wir Kosmetika her. Im Geschäft verkaufen wir Hoffnung.
***Charles Revlon** (1906–1975), amerikanischer Geschäftsmagnat*

Ein Mädchen kann hübsch sein – aber ein Dutzend sind auch nur eine Tanztruppe.
F. Scott Fitzgerald

Gutes Benehmen ist nur für die Unscheinbaren wichtig. Die Hübschen können sich alles erlauben.
Evelyn Waugh

Meine Geliebte wählt ihre Kleider mit Verstand,
und jedes steht ihr gut;
für jede Jahreszeit hat sie das passende Gewand,
für Winterfrost und Sommerglut.
An Schönheit mangelt es ihr nie,
wenn sie in Kleidern geht;
doch Schönheit selbst ist sie,
wenn ohne Kleid sie steht.
Anonym; Madrigal aus dem 16. Jahrhundert

SEX

Ältere Frauen sind besser, weil sie immer denken, es könnte das letzte Mal sein.
Ian Fleming *(1908–1964), britischer Journalist und Schriftsteller*

Der einzige Grund, warum ich mit dem Joggen anfangen würde, ist, um mich mal wieder keuchen zu hören.
Erma Bombeck*, amerikanische Schriftstellerin*

Ich verstehe nichts von Sex, denn ich war ja immer verheiratet.
Zsa Zsa Gabor

Wenn ich gut bin, bin ich sehr gut, aber wenn ich schlecht bin, bin ich besser.
Mae West

Ich bin der Überzeugung, daß es kaum jemanden gibt, dessen Intimleben die ganze Welt nicht in Staunen und Horror versetzte, wenn es übers Radio gesendet werden würde.
W. Somerset Maugham

Seit er sich so sehr für Sex interessiert, sehe ich Alfred kaum noch.
***Mrs. Alfred Kinsey**, Ehefrau vom Autor des Kinsey Reports über Sexualverhalten*

Eine Tragödie ist es dann, wenn man Sex im Kopf hat anstatt zwischen den Beinen, wo er hingehört.
***D. H. Lawrence** (1885–1930), britischer Schriftsteller*

Liebe ist die Antwort, aber während man auf diese Antwort wartet, wirft Sex ein paar gute Fragen auf.
Woody Allen

Ich glaube, sein Rücken ist jetzt nicht mehr so verspannt.
***Marilyn Monroe** nach einem privaten Treffen mit John F. Kennedy*

Ob Sex schmutzig ist? Nur, wenn man's richtig macht.
Woody Allen

Das ist der größte Spaß, den ich je gehabt habe, ohne zu lachen.
Woody Allen

Die meiste Zeit wollen es die Frauen mehr als die Männer. Ich zumindest.
***Donna Ewin**, Seite Drei-Mädchen*

Sex tut einem gut. Ich würde lieber beim Sex sterben als auf irgendeine andere Weise.
***Edward Woodward**, britischer Schauspieler*

Guter Sex ist wirklich wunderbar für Sie – viel besser als Joggen.
***Jilly Cooper**, britische Autorin*

Wenn zwei Menschen miteinander schlafen, dann sind mindestens vier Personen anwesend – die zwei, die tatsächlich im Bett liegen, und die zwei, an die sie denken.
Sigmund Freud

Ich wünschte, ich hätte so viele Männer im Bett gehabt wie die Zeitungen schreiben.
***Linda Ronstadt**, amerikanische Rocksängerin*

Ich würd gern mal eine Liebesszene mit ihm drehen, nur um zu sehen, worum es bei all dem Geschrei eigentlich geht.
***Shirley MacLaine** über ihren Bruder Warren Beatty*

Sex gibt es auch nach dem Tod – nur können wir ihn dann nicht mehr spüren.
Lily Tomlin

Ich glaube an Sex und an den Tod – zwei Erfahrungen, die man nur einmal im Leben macht.
Woody Allen

Seien Sie vorsichtig mit Sex! Er ist der Schlüssel zum Erfolg und die Falltür zum Versagen.
***Michael Shea**, Regisseur*

Das letzte Mal, als ich mit meiner Frau schlafen wollte, passierte nichts, also fragte ich sie: Was ist los? Kannst du auch an niemand anders denken?
Rodney Dangerfield

Wenn es keine Taschendiebe gäbe, hätte ich überhaupt kein Liebesleben.
Rodney Dangerfield

Sex geht niemanden etwas an – außer die fünf Beteiligten.
Anonym

All diese Aufregung um Sex. Um körperliches Vergnügen zu spüren, gehe ich lieber zum Zahnarzt.
Evelyn Waugh

Das größte Vergnügen auf der Welt hat der Mensch am Sex, und dennoch läßt er ihn im Himmel nicht zu.
***Mark Twain** (1835–1910), amerikanischer Schriftsteller*

Was immer man über Sex sagen kann, ein würdevoller Akt ist es nicht.
Helen Lawrenson

Es ist deprimierend, darauf beharren zu müssen, daß Sex keine unnötige, moralisch zweifelhafte Ausschweifung ist, sondern ein grundlegendes menschliches Bedürfnis – für Frauen ebenso wie für Männer.
Ellen Willis

Frauen beklagen sich häufiger über Sex als Männer. Ihre Beschwerden können zwei Kategorien zugeordnet werden: (1) nicht genug; (2) zuviel.
***Ann Landers**, britische Schriftstellerin und Kummerkastentante*

Beim Sex zählt Qualität, nicht Quantität.
Dr. David Reuben

Ich mag den Mann, der sich Zeit läßt.
Mae West

Im wahren Leben versuchen Frauen immer, Sex mit irgend etwas zu verbinden – Religion oder Babys oder Geld; nur die Männer wollen Sex pur, ohne Ringe oder sonstige Bindungen.
Katherine Whitehorn

Allzu viele Männer denken auf eine ziemlich naive und egozentrische Weise immer noch, daß das, was für sie gut ist, auch gut für die Frauen ist.
Shere Hite, *amerikanische Sexforscherin und Schriftstellerin*

Mein Mann ist Deutscher; jeden Abend verkleide ich mich polnisch und er erobert mich.
Bette Midler, *amerikanische Schauspielerin*

Was das Kuddelmuddel angeht, das man ›neunundsechzig‹ nennt, so habe ich persönlich es immer als schrecklich verwirrend empfunden, so als wolle man sich den Kopf kratzen und gleichzeitig den Bauch reiben.
Helen Lawrenson

Das Wichtigste am Schauspielern ist, daß man lachen und weinen kann. Wenn ich weinen muß, denke ich an mein Liebesleben. Und wenn ich lachen muß, denke ich an mein Liebesleben.
Glenda Jackson, *britische Schauspielerin*

Ich habe nur mit Männern geschlafen, mit denen ich verheiratet war. Wie viele Frauen können das von sich behaupten?
Elizabeth Taylor, *amerikanische Schauspielerin*

Was Sex angeht, so kann mich wirklich gar nichts mehr überraschen.
Geoffrey Howard *(1889–1973), britischer Richter*

Ich hab mich noch nie in meinem Leben mit einem Mann aus dem Kongreß eingelassen … weniger als im Senat durfte er nicht sein.
Barbara Howar, *amerikanische Schriftstellerin*

Die Leugnung der Notwendigkeit des Beischlafs für die Gesundheit und Tugend von sowohl Mann als auch Frau ist der grundlegendste Irrtum in der medizinischen und moralischen Philosophie.
George Drysdale, *1854*

Es muß zugegeben werden, daß wir Engländer Sex im Kopf haben, und das ist ein sehr unbefriedigender Ort dafür.
Malcolm Muggeridge

Sex ist. Mehr kann man dazu nicht sagen. Sex baut keine Straßen, schreibt keine Romane und verleiht gewiß nichts im Leben Bedeutung außer sich selbst.
Gore Vidal

Ich genieße es, meine Frau zu vögeln. Sie läßt es mich auf jede Weise tun, die ich will. Keine sexuelle Revolution für sie. Nur das männliche Chauvinistenschwein.
Joseph Heller, Was geschah mit Slocum?, *1974*

Mann und Frau lieben sich, erreichen den Höhepunkt, fallen auseinander. Dann flüstert sie: »Ich sage dir, an wen ich gedacht habe, wenn du mir sagst, an wen du gedacht hast.« Wie bei den meisten Sexwitzen ist der Ursprung dieser vergnüglichen Geschichte unbekannt. Dennoch rufen sie fast immer eine gewisse schreckliche Erkenntnis hervor.
Gore Vidal

Sex ist einer der neun Gründe für die Wiedergeburt. Die anderen acht sind unwichtig.
Henry Miller

Sex sollte eine durch und durch befriedigende Verbindung zwischen zwei zärtlichen Menschen sein, aus der sie furchtlos, belohnt und bereit zu mehr hervorgehen.
Dr. Alex Comfort*, britischer Sexforscher,* The Joy of Sex, *1972*

Der totale Entzug von Sex ruft Reizbarkeit hervor.
Elizabeth Blackwell *(1821–1910), amerikanische Ärztin,* The Human Element in Sex

Sex ist in Bewegung umgesetztes Gefühl.
Mae West

SEXAPPEAL

Es gibt eine Reihe mechanischer Hilfsmittel zur Steigerung der sexuellen Erregung, insbesondere der von Frauen. Das beliebteste ist der Mercedes-Benz 380 SL mit Klappverdeck.
P. J. O'Rourke

Ein Mann, der mich nicht ansieht, wenn er das Zimmer betritt, muß schwul sein.
Kathleen Turner*, amerikanische Schauspielerin*

Alles, was ein Schriftsteller tun muß, ist, eine Frau dazu zu bringen, ihn als Schriftsteller zu bezeichnen. Das ist das reinste Aphrodisiakum.
Saul Bellow*, amerikanischer Schriftsteller*

Ich dachte, ich könnte es mir nicht leisten, meine Freundin immer einzuladen und auch noch zu rauchen. Also gab ich das Rauchen auf. Dann ging ich mit ihr aus, und eines Tages sah ich sie an und dachte: ›Was soll's?‹ und fing wieder mit dem Rauchen an, und das war besser.
Benny Hill

Wir brauchen Helden. Ob es Ihnen nun gefällt oder nicht, Mr. Connery – wir haben beschlossen, daß Sie unser Held sind.
Prinzessin Anne *bei einer Filmpremiere in London*

Dies sind sehr verwirrende Zeiten. Zum erstenmal in der Geschichte wird von einer Frau erwartet, daß sie Intelligenz mit einer schicken Frisur verbindet, ein ausgeprägtes Selbstbewußtsein mit hohen Absätzen und eine offene, nicht-sexistische Beziehung mit einem sonnengebräunten Typen mit tollem Körper.
Lynda Barry

Ich bin über siebzig. Was findet sie bloß an mir – ist sie nekrophil oder sowas?
Dirk Bogarde*, britischer Schauspieler und Schriftsteller, auf das Ansinnen Madonnas, ihn in ihrem Buch* Sex *zu verewigen*

Eine Glatze ist ein unfehlbarer Sexmagnet.
Telly Savalas *(1924–1994), amerikanischer Fernsehstar*

SPASS

Die meiste Zeit habe ich nicht viel Spaß. Die restliche Zeit über habe ich überhaupt keinen.
Woody Allen

Das Spiel, das Frauen spielen, heißt Männer.
Adam Smith *(1723–1790), schottischer Nationalökonom*

Die Menschen dürfen nichts nur so zum Vergnügen tun. Wir sind nicht zum Vergnügen hier. In keinem unserer Gesetze steht etwas über Vergnügen.
A. P. Herbert *(1890–1971), britischer Schriftsteller und Politiker*

Eric: Es war eine schwule Neunziger-Fete. Schrecklich!
Ernie: Wieso?
Eric: Alle Männer waren schwul und alle Frauen neunzig.
Eric Morecambe *und* ***Ernie Wise***

SÜNDEN

Nichts macht einen eitler als gesagt zu bekommen, man sei ein Sünder.
Oscar Wilde

Nur wenige hören gern die Sünden, die sie gerne tun.
William Shakespeare, Pericles, Fürst von Tyrus, *1609*

THERAPIE

Sie sitzen herum und fühlen sich ungemein spirituell, legen sich gegenseitig im Geiste die Hände auf die Knie und diskutieren über Sex, als sei es die Kunst der Fuge.
John Osborne, *britischer Dramatiker,* Blick zurück im Zorn, *1957*

TUGEND

Der Engländer denkt, er sei tugendhaft, wenn er es nur unbequem hat.
George Bernard Shaw, Mensch und Übermensch, *1903*

Vergnügen ist etwas, von dem du denkst, du müßtest es wirklich genießen, weil es wirklich tugendhaft ist, es aber nicht tust; und Sünde ist etwas, von dem du sicher weißt, daß du es nicht genießen solltest, es aber doch tust.
Ralph Wightman

Sei tugendhaft, und du bist ein Exzentriker.
Mark Twain

Die meisten der häßlichen Mädchen sind nur deshalb tugendhaft, weil sie kaum Gelegenheit haben, etwas anderes zu sein.
Maya Angelou, *amerikanische Schriftstellerin*

Ich kann niemanden lieben, wenn ich mich selbst hasse. Das ist der Grund, warum wir uns so extrem unwohl in der Gegenwart von Menschen fühlen, die für ihre besondere Tugendhaftigkeit bekannt sind, denn sie strahlen eine Atmosphäre der Qualen aus, die sie sich selbst auferlegen. Dies ist keine Tugend, sondern ein Übel.
C. G. Jung *(1875–1961), schweizer Psychiater und Schriftsteller*

Denkst du denn, nur weil du tugendhaft bist, darfst du kein Ale und keinen Kuchen mehr haben?
William Shakespeare, Was ihr wollt, *ca. 1600*

Die Tugend der Frau ist des Mannes größte Erfindung.
Cornelia Otis Skinner *(1901–1989), Theaterschauspielerin*

Die meisten guten Frauen sind verborgene Schätze, die nur deshalb sicher sind, weil niemand nach ihnen sucht.
Dorothy Parker

Tugend ist nicht fotogen.
Kirk Douglas, *amerikanischer Schauspieler*

Tugend hat, wie eine schöne Frau ohne Aussteuer, mehr Bewunderer als wahre Freunde.
Countess of Blessington

UNTERSCHIEDE

Männer sind im allgemeinen gesetzestreuer als Frauen. Frauen haben das Gefühl, da die Gesetze ja nicht von ihnen stammen, daß sie sie nicht unbedingt befolgen müssen.
Diane Johnson, *amerikanische Schriftstellerin*

Der größte Unterschied zwischen Männern und Frauen besteht darin, daß Männer Irre sind und Frauen Idioten.
Rebecca West

Frauen repräsentieren den Triumph von Materie über Geist; Männer repräsentieren den Triumph von Geist über Moral.
Oscar Wilde, Das Bildnis des Dorian Gray, *1891*

Die kleine Lücke zwischen den Geschlechtern wird erstaunlicherweise zur Kluft, indem man den Mädchen einen Satz Schlagwörter beibringt und den Jungen einen anderen.
Robert Louis Stevenson

Der Grund, warum Ehemänner und Ehefrauen einander nicht verstehen, liegt daran, daß sie unterschiedlichen Geschlechts sind.
Dorothy Dix

Ich glaube an den Unterschied zwischen Mann und Frau. Tatsächlich liebe ich diesen Unterschied.
Elizabeth Taylor

Des Mannes Liebe steht von des Mannes Leben getrennt, doch ist's der Frauen Dasein ganzer Sinn.
Lord Byron *(1788–1824), britischer Dichter,* Don Juan

Wenn ein Mann zu einer Verabredung geht, überlegt er sich, ob er wohl glücklich werden wird. Eine Frau weiß es bereits vorher.
Frederike Ryder

Untreue

Ich habe immer die Meinung vertreten, daß es gut ist, wenn ein junges Mädchen sich hoffnungslos in einen verheirateten Mann verliebt, damit sie sich später, wenn sie in der umgekehrten Situation steckt, daran erinnert, was für eine uneinnehmbare Festung die Ehe sein kann.
Katherine Whitehorn

Wenn ein Mann dir die Frau stiehlt, gibt es keine bessere Rache, als sie ihm zu überlassen.
Sacha Guitry *(1885–1957), französischer Schriftsteller, Schauspieler und Regisseur*

Ein Mann späht erst hinter die Tür, wenn er dort selbst schon mal gestanden hat.
Henri du Bois

Ehemänner sind vor allem dann gute Liebhaber, wenn sie ihre Frauen betrügen.
Marilyn Monroe

Geben Sie's niemals zu. Nicht, wenn Sie Ihre Frau lieben ... Selbst wenn Ihre Alte Sie dabei erwischt, leugnen Sie es. Ja. Reden Sie sich heraus, und sie wird Ihnen glauben: »Ich sag dir doch. Dieses Mädchen kam die Treppe runter mit einem Schild um den Hals: ›Legen Sie sich auf mich oder ich sterbe.‹ Ich wußte gar nicht, was ich tun sollte ...«
***Lenny Bruce**, amerikanischer Komiker*

Ich könnte nie mit einem Mann Sex haben, der so wenig Rücksicht auf meinen Ehemann nimmt.
*Titel eines Films von **Dan Greenburg***

Ich sag zu meiner Frau: »Stell dir vor, was ich im Pub gehört hab. Da sagen sie, der Milchmann hat mit jeder Frau in dieser Straße geschlafen – außer einer.« Und sie sagt: »Ich wette, das ist diese eingebildete Phyllis, Nummer dreiundzwanzig.«
Max Kauffman

Es gibt eine Sache, die mich absolut fertigmachen würde, und das ist, wenn meine Frau mich mit einer anderen erwischt. Nein, das könnte ich nicht ertragen.
***Steve Martin**, amerikanischer Schauspieler und Komiker*

Deine Vorstellung von Treue ist es, nicht mehr als einen Mann zur selben Zeit im Bett zu haben.
Dirk Bogarde *in dem Film* Darling

Benchley und ich hatten in der alten Redaktion des *Life Magazine* ein winzig kleines Büro. Nur ein Quadratzentimeter kleiner, und es wäre eine Affäre gewesen.
Dorothy Parker

Man kennt jemanden richtig, wenn man ihn geliebt und gehaßt hat.
Marcel Jouhandeau *(1888–1979), französischer Schriftsteller*

Verabredungen

Im allgemeinen zahlt bei einer Verabredung der Mann für alles … beide jedoch können dem anderen ein kleines Präsent mitbringen, dessen Wert sich an der Ausgefallenheit des sexuellen Wunsches mißt, den der Geber später am Abend äußern möchte.
P. J. O'Rourke, Die Axt im Walde, *1983*

Es ist toll, wenn man ein Computer ist.
Rita Mae Brown *auf die Frage, was sie von Computer-Verabredungen hält*

Früher wurden Verabredungen Tage oder Wochen im voraus getroffen. Heute neigt man dazu, Verabredungen erst im Nachhinein zu treffen. So erhält man zum Beispiel einen Telefonanruf von jemandem, der sagt: »Wenn dich jemand fragt, dann sind wir gestern abend essen gewesen, alles klar?«
P. J. O'Rourke, Die Axt im Walde, *1983*

In unserer heutigen Zeit versteht man unter einer Verabredung alle Formen des Zusammentreffens mit einem Angehörigen des anderen Geschlechts mit unsittlichen Absichten ... Allerdings muß man mit einer Person, die einem das Essen bezahlt hat, weder schlafen noch sie berühren. Solcherlei Verpflichtungen werden hiermit für null und nichtig erklärt, und jeder Mann, der anders denkt, hat einen kräftigen Hieb in die Nieren verdient.
***Cynthia Heimel**, amerikanische Schriftstellerin*

Während ein Freund von mir in Cambridge war, wurde für ihn einmal eine Verabredung mit einer Unbekannten arrangiert. Optimistisch, wie er war, ging er am Nachmittag in eine Drogerie und kaufte sich ein Päckchen Kondome. Abends traf er dann seine Verabredung. Er erkannte sie wieder. Sie hatte ihm die Kondome verkauft.
Tim Brooke-Taylor

VERDORBENHEIT

Die Mutter beklagte sich, daß ihr Sohn, ein Einzelkind, aufsässig werde, zu rauchen begonnen habe, beim Betreten einer Lokalität beobachtet worden sei und sich mit einem Mädchen herumtreibe. Inspector McCann begann seine Ermittlungen. »Ich fand heraus, daß der Sohn sechsunddreißig Jahre alt ist«, sagte er.
The Birmingham Post, *Tageszeitung*

VERFÜHRUNG

Der Widerstand einer Frau ist nicht immer ein Beweis ihrer Tugend sondern vielmehr ihrer Erfahrung.
Ninon de Lenclos

Eine Frau kann dem Mann vergeben, der versucht hat, sie zu verführen, aber niemals dem, der eine ihm gebotene Gelegenheit dazu nicht genutzt hat.
Charles-Maurice de Talleyrand

Um Erfolg beim anderen Geschlecht zu haben, erzähl ihr, du seist impotent. Sie wird es kaum erwarten können, dir das Gegenteil zu beweisen.
Cary Grant *(1904–1986), amerikanischer Schauspieler*

Er vergewaltigte diese schöne Kreatur binnen weniger Minuten, oder zumindest hätte er sie vergewaltigt, wenn sie ihn nicht durch ihre rechtzeitige Einwilligung daran gehindert hätte.
Henry Fielding *(1707–1754), britischer Schriftsteller*

Einkaufen kann Spaß machen. Es kann ein Ventil für Emotionen sein. Frauen gehen einkaufen, um Freundlichkeit und Schmeicheleien von den Verkäufern zu kaufen. Einige Frauen kompensieren durch Einkaufen ihr Sexleben, also muß das Geschäft die Käuferin verführen.
Lady Dartmouth*, britische Politikerin*

Verliebtheit

So mancher Mann, der in ein Grübchen verliebt ist, macht den Fehler, das falsche Mädchen zu heiraten.
Stephen Leacock*, kanadischer Ökonom und Humorist*

Verliebtheit ist, wenn du denkst, er ist so sexy wie Robert Redford, so klug wie Henry Kissinger, so edel wie Ralph Nader, so witzig wie Woody Allen und so athletisch wie Jimmy Connors. Liebe ist, wenn du merkst, daß er so sexy ist wie Woody Allen, so klug wie Jimmy Connors, so witzig wie Ralph Nader, so athletisch wie Henry Kissinger und so ganz und gar nicht wie Robert Redford – du ihn aber trotzdem nimmst.
Judith Viorst

Vergnügen

Vergnügen ist das einzige, wofür es sich zu leben lohnt. Nichts altert so sehr wie das Glück.
Oscar Wilde

Alles, was mir Spaß macht, ist entweder unmoralisch, illegal oder macht dick.
Alexander Woollcott *(1887–1943), amerikanischer Kolumnist und Kritiker*

Neun von zehn Frauen hätten lieber einen Mann, der ihnen in einem Nachtclub heimlich unterm Tisch ans Knie faßt, als einen rauhbeinigen Kerl, der ihnen samstags im Fußballstadion kameradschaftlich auf den Rücken klopft.
Marjorie Proops*, britische Journalistin*

VERHÜTUNG

Die Methode zur Verhinderung der Empfängnis versetzt die Frauen zunächst in Schrecken; doch das Vorurteil ist bald überwunden.
Richard Carlisle *(1790–1843), britischer Journalist*

Wir wollen weitaus bessere Gründe dafür, Kinder zu kriegen, als daß man nicht weiß, wie man es verhindert.
Dora Russell

Er nix spielen die Spiel. Er nix machen Regeln!
Earl Butz*, amerikanischer Politiker, in Bezug auf die scharfe Kritik der Pille durch den Papst*

Meine Freundin hat gerade gemerkt, daß sie immer Aspirin genommen hat anstatt der Pille. Na ja, zumindest hat sie keine Kopfschmerzen – ich dafür umso mehr.
Laugh-In, *NBC TV, 1969*

Junges Mädchen: Hat die Pille irgendwelche Nebenwirkungen?
Arzt: Nur Promiskuität.
Don Orehek, Playboy, *1969*

Selbst wenn das Kondom in Ihrer Handtasche sein Haltbarkeitsdatum fast überschritten hat, ist es immer noch besser als gar nichts.
Ben Elton*, britischer Schriftsteller und Komiker*

Das Gebot ›seid fruchtbar und mehret euch‹ wurde bekanntlich zu einem Zeitpunkt verkündet, an dem die Weltbevölkerung aus nur zwei Menschen bestand.
Dean Inge

Familienplanung – Bitte Hintereingang benutzen
Hinweisschild am Gesundheitsamt von Barnstable

Das beste Verhütungsmittel ist ein Glas kaltes Wasser: weder davor noch danach, sondern anstatt.
Pakistanischer Delegierter auf der Internationalen Konferenz für Familienplanung

Eine katholische Frau darf mittlerweile auf die Mathematik zurückgreifen, um eine Schwangerschaft zu verhindern – Physik und Chemie sind jedoch nach wie vor verboten.
H. L. Mencken

Ich möchte Ihnen eine tolle Geschichte über orale Verhütung erzählen. Ich hab dieses Mädchen gefragt, ob sie mit mir schlafen will, und sie sagte: »Nein.«
Woody Allen

Wenn die Natur vorgesehen hätte, daß Mann und Frau in einer Ehe abwechselnd die Kinder bekommen, so gäbe es nur noch dreiköpfige Familien.
***Lawrence Housman** (1865 – 1959), englischer Roman- und Theaterschriftsteller*

VERRÜCKT

Mein größter Wunsch war schon immer, ein Elefantenbaby zu bekommen.
Elefantenwärter des Londoner Zoos

Nach Auflegen des Make-ups drehte Danny Devito immer durch. Er wurde zum Pinguin. Wenn er den Schnabel erst einmal dran hatte, konnten wir ihn nur mit Mühe davon abhalten, jedermann zu beißen, der in seine Nähe kam.
***Tim Burton**, Regisseur des Films* Batmans Rückkehr

Ich hab nur einen einzigen Menschen gebissen, und zwar Michelle Pfeiffer. Und das würde jeder Mann tun …
***Danny Devito**, Schauspieler, bestreitet Burtons Behauptung*

Siehst du das Pärchen da drüben – sie schauen her, also benimm dich.
*Dichter **John Betjeman** (1906–1984) zu seinem Teddybären Archie (den er auf seinem Schoß hatte), um Fremde in der Londoner U-Bahn zu überraschen*

Den Masochismus mußte ich aufgegeben – ich habe ihn zu sehr genossen.
Mel Calman

Versuchung

Die einzige Möglichkeit, eine Versuchung loszuwerden, ist, ihr nachzugeben … Allem kann ich widerstehen – nur einer Versuchung nicht.
Oscar Wilde

Einige Leute haben Schwierigkeiten damit, einer Versuchung zu widerstehen, weil sie sie nicht ganz entmutigen wollen.
Franklin P. Jones

Ein bißchen von dem, auf das man Lust hat, tut einem gut.
***Marie Lloyd** (1870–1922), britische Unterhaltungskünstlerin*

Denken Sie wirklich, es sei Schwäche, die der Versuchung nachgibt? Ich sage Ihnen, es gibt fürchterliche Versuchungen, für die man große Stärke aufbringen muß, Stärke und Mut, um ihnen nachzugeben.
Oscar Wilde

Vorsicht

Wehe dem Mann, der ehrlich an das Liebesspiel herangeht!
***George Sand** (1804–1876), französische Schriftstellerin*

Unterdrückter Ärger kann eine Beziehung ebenso vergiften wie die grausamsten Worte.
***Joyce Brothers**, amerikanische Psychologin und Journalistin, 1922*

Vorspiel

Was muß ein Mann nicht alles tun! Liebkosen und hätscheln und necken und hundert kleine Spielchen spielen, um mit seiner Bettgenossin das anzustellen, wofür die Natur sie geschaffen hat.
***Erasmus** (1466–1536), niederländischer Humanist, Gelehrter und Schriftsteller,* Das Lob der Torheit, *1511*

Mädchen wollen, daß man mit ihnen spielt und sie auch ein wenig zerknittert – ab und zu.
***Oliver Goldsmith** (1728–1774), britischer Schriftsteller*

Die fünziger Jahre waren zehn Jahre Vorspiel.
Germaine Greer

Also, wenn du's wirklich wissen willst: in der Hälfte der Fälle, wenn ich Blödsinn mache und mit einem Mädchen zusammen bin, dann hab ich verdammt viel Probleme dabei, das zu finden, wonach ich suche. Nimm dieses Mädchen, von dem ich dir grad erzählt hab, daß ich mit ihr geschlafen habe. Ich hab fast 'ne Stunde gebraucht, um ihren verdammten Büstenhalter aufzukriegen, und sie war drauf und dran, mir ins Gesicht zu spucken.
Holden Caulfield in Der Fänger im Roggen *von* ***J. D. Salinger**, 1951*

Petting gibt es nicht … Moderne Paare ziehen sich einfach aus und gehen es an … Schuld daran … ist Ex-Präsident Nixons Entscheidung, den Dollar mit den westlichen Währungen gleichzuschalten. Über ein Jahrzehnt finanzieller Instabilität hat die Menschen darauf konditioniert, jedes Guthaben sofort einzusetzen. Wenn dem Drang nach Sex nicht sofort nachgegeben wird, könnte er sich in etwas weniger Wertvolles verwandeln – Zuneigung, zum Beispiel.
***P. J. O'Rourke**,* Die Axt im Walde, *1983*

Als Nell Gwynn, Geliebte und Günstling von Charles II., erfuhr, daß eine Rivalin in das Bett des Königs gerufen worden war, lud sie die Frau vor dem Geschlechtsakt zu einem Mahl ein und würzte das Essen mit ›natürlichen Ingredienzien‹ … Die Auswirkungen auf die Metze waren dergestalt, daß sie, als der König sie im Bett nach Venus' Art liebkoste, einem mächtigen und plötzlichen Drang zufolge all ihre Artillerie verschießen mußte und den König sowie sich selbst in einer beklagenswerte Lake einpökelte.
Nach ***Alexander Smith*** *in* The School of Venus

Küssen, Streicheln und Vorspiel werden innerhalb des Stammes als Gipfel des schlechten Benehmens erachtet, und in seiner Kultur gibt es weder ein romantisches Lied noch eine solche Geschichte. Bei den Manu gibt es kein Wort für ›Liebe‹.
Margaret Mead *in ihrer Beschreibung des Manu-Stammes auf den Admiralitätsinseln*

Vorstellungskraft

Dank der Vorstellungskraft, Sir, wäre ein Mann in den Armen eines Zimmermädchens ebenso glücklich wie in denen einer Herzogin.
Dr. Samuel Johnson

Die Vorstellungskraft einer Dame ist rasant; sie springt binnen Sekunden von Bewunderung zu Liebe und von Liebe zur Ehe.
Jane Austen, Stolz und Vorurteil, *1813*

Wahre Bekenntnisse

Wenn ich mit einem Fuß im Grab stehe, werde ich die Wahrheit über die Frauen sagen. Ich werde sie sagen, in meinen Sarg springen, den Deckel zuziehen und rufen: »Jetzt tut, was ihr wollt.«
Leo Tolstoi

Mir ist egal, was über mich geschrieben wird, solange es nicht die Wahrheit ist.
Dorothy Parker

Wenn ich etwas erzähle, weiß ich nie, wieviel davon wahr ist.
Bette Midler

In gewissen Momenten mag ich Sex – nach einer Zigarette, zum Beispiel.
Rodney Dangerfield

Ich leugne nicht, daß Frauen dumm sind: Gott, der Allmächtige, hat sie den Männern ebenbürtig erschaffen.
George Eliot (Mary Ann Evans, 1819–1880)*, britische Schriftstellerin*

Hören Sie, Mr. President, es mag ja sein, daß ich mit ihnen schlafe, aber um nichts in der Welt möchte ich mit ihnen zusammen Mittag essen.
Bill Lawrence*, amerikanischer Politiker, zu John F. Kennedy, als es um die Frage ging, ob Frauen in den Männerclub* Gridiron *zugelassen werden sollen*

Wandel der Zeiten

Es fällt mir schwer, mich an den Wandel der Zeiten zu gewöhnen. Ich kann mich noch erinnern, daß früher die Luft sauber war und der Sex schmutzig.
George Burns*, amerikanischer Schauspieler und Komiker*

Was wollen Frauen?

Trotz dreißigjähriger Erforschung der weibliche Seele habe ich keine Antwort … auf die große Frage gefunden, die noch nie beantwortet wurde: Was will eine Frau?
Sigmund Freud

Was eine Frau will, ist – mit allem Respekt vor Sigmund Freud –, daß die Männer aufhören, diese Frage zu stellen, und erkennen, daß Frauen menschliche Wesen sind und nicht irgendeine außerirdische Rasse. Frauen wollen das gleiche wie Männer.
Diane White

Frauen wollen Männer, Karriere, Geld, Kinder, Freunde, Luxus, Komfort, Unabhängigkeit, Freiheit, Respekt, Liebe und eine Drei-Dollar-Strumpfhose, die keine Laufmaschen kriegt.
Phyllis Diller

Genau das, was Männer wollen: Liebe, Geld, Abenteuer, Vergnügen, Glück, eine befriedigende Arbeit – und hin und wieder ein Kind, das sagt: »Ich hab dich lieb.«
Joyce Brothers

Was für eine dumme Frage: nur ein Stümper wie Freud konnte aus einer guten Chance ein Problem machen.
***Edward Abbey**, amerikanischer Schriftsteller, auf die Frage, was Frauen wollen*

Wissen Sie, was die Frauen hier wirklich wollen? Sie wollen Juwelen im Bankschließfach, Chanel-Kostüme im Kleiderschrank, einen Porsche in der Garage, einen Tiger im Bett – und einen dummen Ehemann, der das alles bezahlt.
***Shobha De**, indische Schriftstellerin*

Jeder Idiot weiß, daß die Bedürfnisse der Frauen ganz bescheiden sind. Alles, was wir wollen, ist schlicht ein Millionär / Gehirnchirurg / Rechtsanwalt / Supertänzer, der seinen eigenen Jet fliegt und eine Villa am Meer besitzt. Da andererseits die Dinge heutzutage sind, wie sie sind, werden die meisten von uns sich mit einem Typen zufriedengeben, der einen festen Job und keine ansteckende Krankheit hat.
***Linda Sunshine**, amerikanische Schriftstellerin*

Männer.
***Malcolm Forbes**, amerikanischer Zeitungsverleger*

Zensur

Die britische Zensurbehörde läßt keine Verführungsszene durchgehen, bei der der Verführer nicht mindestens einen Fuß auf dem Boden behält. Sex ist in England offenbar mit dem Billard verwandt.
***Fred Allen**, 1952*

Wenn ein Mann gezeigt wird, der einer Frau eine Brust abhackt, ist der Film frei ab 16; wenn aber – Gott möge es verhüten – ein Mann gezeigt wird, der eine Frau küßt, ist der Film frei ab 18. Warum wird Gewalt eher gebilligt als Zärtlichkeit?
***Sally Struthers**, zitiert in der Zeitschrift* Life, *1984*

Es ist widerwärtig, daß nackte Frauen nicht aus den Wohnzimmern der Nation verbannt werden können.
***Billy Graham**, amerikanischer Fernsehprediger, der mehr Zensur fordert*

Ich hab nichts gegen Sex, es ist eine wunderbare zwischenmenschliche Betätigung; aber ständig anderen dabei zuzusehen – das hat mich fertiggemacht.
***John Trevelyan**, britischer Filmzensor, erklärt 1974, warum er sein Amt aufgibt*

STICHWORTVERZEICHNIS

Affären 7
Aids 7
Alimente 8
Alkohol 9
Alter 10
Aussehen 11
Begierde 12
Bett 13
Benehmen 13
Bisexualität 14
Brüste 14
Bücher 15
Charme 16
Chauvinismus 16
Dame 17
Ehe 18
Ehefrauen 27
Ehemänner 29
Eifersucht 33
Eltern 33
Erfahrung 34
Erotik 34
Essen 35
Exzesse 35
Feminismus 36
Flirten 39
Fortpflanzung 39
Frauen 40
Freundschaft 43
Geburt 44
Geld 45
Die Geliebte 45
Geschäft 46
Gesetz 47
Gleichberchtigung . 48
Haß 49
Hinterteil 49
Hochzeit 50
Hollywood 50
Homosexualität ... 51
Humor 52
Ironie 53
Jungfäurlichkeit 53
Keuschheit 54
Kinder 55
Kleidung 56
Kommunikation ... 58
Komplimente 58
Kreativität 59
Küssen 59
Laster 60
Leben 61
Leidenschaft 61
Lesbentum 61
Liebe 62
Liebesbriefe 68
Liebhaber 70
Lust 71
Macht 72
Männer 73
Männer und Frauen 76
Masturbation 79
Moral 80
Mütter und Mütterlichkeit 80
Musik 81
Nacktheit 81
Orgasmus 82
Orgien 83
Paarungsrituale 84
Penis 84
Politik 85
Pornographie 86
Promiskuität 88
Prostitution 89
Pubertät 90
Ratschläge 90
Religion 92
Ritterlichkeit 92
Romanze 93
Ruf 94
Schamgefühl 94
Schauspielerei 94
Scheidung 95
Schönheit 97
Sex 99
Sexappeal 105
Spaß 106
Sünden 107
Therapie 107
Tugend 108
Unterschiede 109
Untreue 110
Verabredungen ... 112
Verdorbenheit 113
Verführung 114
Verliebtheit 114
Vergnügen 115
Verhütung 116
Verrückt 117
Versuchung 118
Vorsicht 119
Vorspiel 119
Vorstellungskraft .. 121
Wahre Bekenntnis 121
Wandel der Zeiten 122
Was wollen Frauen? 123
Zensur 124

Die Autorin

Carole McKenzie studierte in Edinburgh, arbeitete als Lehrerin in Schottland und zog dann in die Nähe von London, wo sie als Ausbilderin für Hewlett Packard tätig war. 1987 gründete sie mit ihrem Mann eine eigene Firma, die sich auf die Lösung von Kommunikationsproblemen spezialisiert.
Sie lebt in London, liebt Spaziergänge, Reisen, Malerei und natürlich die Suche nach neuen, unentdeckten Zitaten.